AF175564

DER WEG IST DAS ZIEL

DIAGNOSE BRUSTKREBS

Susanne Völkel

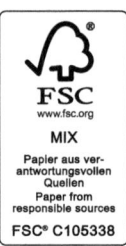

Bibliografische Information der Deutschen Nationalbibliothek: Die Deutsche Nationalbibliothek verzeichnet diese Publikation in der Deutschen Nationalbibliografie; detaillierte bibliografische Daten sind im Internet über http:// dnb.dnb.de abrufbar.

©2021 Name des Autors/Rechtsinhabers
Susanne Völkel

Herstellung und Verlag:
BoD - Books on Demand, Norderstedt
ISBN: 9783753454818

Dieses Buch möchte ich den Personen widmen, die mich in dieser schweren Zeit unterstützt und begleitet haben.

Ein besonderer Dank geht an meine Familie. Meinen zwei Töchtern Celina und Kim und meiner Mutter die mir über die ganze Zeit zur Seite gestanden sind.

Meiner langjährigen Freundin Yvonne und Frau Bühler, die mich zu den Chemotherapien gefahren und in jeglicher Form unterstützt haben.

Lisa, die mich bei täglichen Spaziergängen begleitet hat.

Michaela, Sabine, Jürgen, Udo und seine Freundin, die sofort an Ort und Stelle waren, wenn ich ihre Hilfe benötigte.

Ich danke euch für die vielen hilfreichen Gespräche, die mich immer wieder ermutigt haben durchzuhalten. Auch für jede WhatsApp oder Facebook Nachricht.

Ich kann nicht alle Namen aufzählen, aber ich bin jedem einzelnen, für euren Beistand aus tiefstem Herzen dankbar. Nur mit euch zusammen, konnte ich diese Krankheit besiegen.

Vorwort

Es haben mich in der Zeit der Erkrankung, einige Bücher und Ratgeber durch die schwere Lebenszeit begleitet. Es kommen viele Fragen während dieser Zeit auf.

- Was kommen für Untersuchungen auf mich zu?

- Wie überstehe und verkrafte ich eine Chemotherapie oder eine Bestrahlung?

- Wie werden meine Freunde, meine Familie und ich selbst mit dieser Krankheit umgehen?

- Was kommen für Nebenwirkungen auf mich zu und was kann ich dagegen tun?

- Wie lange werde ich Berufsunfähig sein?

- Wie geht mein Leben danach weiter?

Fragen um Fragen und doch lassen sich viele davon nur selbst beantworten. Denn jede Frau geht anders mit der Diagnose Brustkrebs und ihren Nebenwirkungen um. Und es kann bei jedem einzelnen Erkrankten anders verlaufen. Und trotzdem ist es von enormer Bedeutung das Gefühl zu haben, nicht allein zu sein.
Und es ist wichtig Erfahrungen mit anderen Patienten auszutauschen. Das hat mich auch dazu ermutigt, selbst

ein Buch über das Thema Brustkrebs zu schreiben.
Vielleicht habe ich damit auch die Möglichkeit einigen betroffenen Frauen, während dieser schweren Zeit Hoffnung und Zuversicht zu übermitteln und kann ihnen damit Mut zusprechen. Ich werde von meinem Weg durch die Krankheit und das Leben danach erzählen, was diese Zeit aus mir gemacht hat.
Wie ich es geschafft habe durchzuhalten und trotz allem meine Lebensfreude nicht verloren habe.

Ich möchte das Buch mit einem Gedicht beginnen, dass ich während dieser Zeit geschrieben habe.

DER WEG IST DAS ZIEL

Ein Regenbogen leuchtet hinter mir auf,
ist das die Brücke zu der ich lauf?
Sie ist weit weg, doch ich kann sie sehen,
werde ich jetzt schon darüber gehen?
Das Schicksal wird für mich entscheiden,
vielleicht darf ich auch noch etwas
länger bleiben.
Ich werde kämpfen und es ihm zeigen,
mit Schreien jagen und nicht nur
schweigen.
Ich werde mich strikt dagegen wehren,
wenn er versucht an meinem Körper
zu zerren.
Ich vergifte ihn mit samt meinem Blut,
nun nimm dich in Acht und sei auf der
Hut.
Ich zerstöre dich mit all meiner Kraft,
dann werden wir sehen wer es bis zum
Ende schafft.
Du willst mit mir spielen?
Dann fangen wir an, mal sehen wer
länger durchhalten kann.

Der Weg ist das Ziel und ich stehe schon drauf, ich gehe Schritt für Schritt, bis ich immer schneller lauf.
Du wirst es nicht schaffen in meinem Körper zu bleiben,
denn ich werde dich Biest aus meinem Leibe vertreiben.
Du bröckelst ab Stück für Stück, weil mein vergiftetes Blut dir immer mehr auf die Pelle rückt.
Ich laufe noch schneller, du kannst mich nicht halten,
ich werde aus Pappkarton den Sarg für dich falten.
Ich sehe das Ziel, doch du bist am Ende, nun fallen deine Spielkarten in meine Hände.
Komm nie mehr wieder und leg dich mit mir an, denn jetzt wissen wir,
wer länger durchhalten kann.
Mit letzten Kräften geh ich durchs Ziel, mit den Spielkarten in der Hand,
die ich hoffentlich nie wieder spiel.

S.V.

1.Kapitel

Ich möchte mich erst einmal vorstellen.
Mein Name ist Susanne, wurde im Jahr 1978
geboren und bin zum Zeitpunkt der Diagnose
41 Jahre alt. Ich möchte mich selbst als eine
selbstbewusste, lebensfrohe Frau beschreiben. Ich bin ein sehr geselliger Mensch, lache
viel und nehme mich dabei auch gern mal
selbst auf die Schippe. Meine Hobbys sind
malen, schreiben und lesen. Ich tanze gern
und halte mich am liebsten in der Natur auf
und geh regelmäßig zum Nordic Walking.
Meine Leidenschaft ist das Dichten und
Schreiben, das ich aber erst durch die Zeit der
Krankheit wieder in mir entdeckt habe. Ich
habe zwei wundervolle Töchter geboren, die
bereits mit 19 und 21 Jahren erwachsen sind.
Wir haben ein sehr liebevolles und enges Verhältnis zueinander. Vor zwei Jahren hatte ich
eine sehr enttäuschende Trennung vom Vater
meiner Kinder und lebe seitdem und in der Zeit
der Krankheit in keiner Partnerschaft. Ich
wollte mich nach der Trennung, vollkommen
auf mich konzentrieren und alle Altlasten, die
ich mit meiner damaligen Beziehung in

Verbindung brachte, loswerden. Ein Jahr nachdem ich mir mit meiner jüngsten Tochter ein neues, schönes zu Hause aufgebaut habe und alle finanziellen Sorgen, die mit der Trennung zustande kamen, wieder im Griff hatte, blühte ich in allen Facetten meines Lebens wieder voll auf. Ich genoss meine Freiheit und habe neue Prioritäten für mich und meine Zukunft gesetzt. Ich fühlte mich endlich wieder glücklich und zufrieden.

Doch dieses heile Leben sollte mir wohl noch nicht gegönnt sein. Denn es kam der nächste Schicksalsschlag auf mich zu, mit dem niemand gerechnet hätte.

2.Kapitel

Diagnose Brustkrebs

Ich hatte durch einen brennenden Schmerz in der rechten Brust und einen spürbaren Knoten bemerkt, dass etwas nicht stimmte. Ich habe gleich ein Termin bei der Frauenärztin gemacht und konnte sofort zu ihr kommen. Sie hat mich mit Ultraschal untersucht und mich erst mal beruhigt, dass es eventuell nur eine ungefährliche Zyste sein könnte und meinte:
"Krebs tut nicht weh"!
"Krebs tut nicht weh? Okay Super, in dem Fall habe ich keinen", schoss es mir durch den Kopf.
Ich bekam eine Überweisung zum Gynäkologen ins Krankenhaus, nur um sicherzugehen. Der Arzt nahm dort nochmals eine Ultraschal Untersuchung vor und gab mir gleich einen Termin zur Mammographie. Ich hatte das Glück, das an diesem Tag ein Patient abgesprungen ist, sonst hätte ich noch Tage lang darauf warten müssen. Also schickte mich mein Gynäkologe runter in die Radiologie.

So langsam wurde ich etwas nervös, blätterte orientierungslos in den Zeitschriften und wartete bis man mich aufrief.

Die Schwester war sehr freundlich und erklärte mir den Vorgang der Mammographie.

Meine Brust wurde zwischen zwei Platten gepresst umso Bilder vom Brustgewebe aufzunehmen. Ich weiß von Erzählungen, dass viele Frauen Angst vor dieser Untersuchung haben, da es einigen Schmerzen bereitet. Doch bei mir ging es zügig und schmerzfrei zustatten und fand es wirklich nicht schlimm. Ich wurde dann nochmal ins Wartezimmer gebeten, bis mich ein Arzt mit den Ergebnissen in der Hand zu sich bat. Er stellte mir erst ein paar Fragen, wie zum Beispiel:

- gab es in der Familie Krebserkrankungen
- wann war die erste Periode
- ob ich die Kinder gestillt habe
- oder wie lang ich hormonell verhütet habe

Ich fragte ihn dann ungeduldig, was bei der Mammographie rauskam. Ich muss dazu erwähnen das dies der unsensibelste Arzt während der ganzen Zeit gewesen war.

Er meinte dann kurz und bündig:

„Ja das ist ein Tumor".

"Heißt das etwa Krebs?", fragte ich darauf hin. Er antwortete kaltschnäuzig: *„Ja"*.

Ich habe gedacht ich spinne. Wäre ihm am liebsten an die Gurgel gegangen, weil er mir das einfach mal so schnell und emotionslos an den Kopf geknallt hat, ohne eine Miene zu verziehen. Kein Wort habe ich mehr herausbekommen.

Ich sollte danach sofort mit dem Ergebnis wieder ins dritte Stockwerk zu meinem Gynäkologen. Also trabte ich geschockt die Treppe hinauf und wurde gleich in das Besprechungszimmer geführt. Ich erzählte ihm von dem gefühlskalten Verhalten dieses Arztes und welche Prognose er mir mitgeteilt hatte. Mein Gynäkologe war selbst über diese Aussage aufgebracht, da man das ohne eine Gewebeprobe, noch gar nicht ermitteln konnte. Da ein Tumor nicht gleich Krebs bedeutete.

Also entnahm man daraufhin eine Stanzprobe. Zu meiner Belustigung, muss ich erzählen, dass die Stanzbiopsie etwas holprig ablief. Bei dieser Untersuchung wird unter lokaler Betäubung eine Spezialnadel in die Brust eingeführt und wird automatisch mit hoher Geschwindigkeit in den Tumor geschossen umso eine Gewebeprobe zu entnehmen. Soweit nicht

15

schlimm, man spürt kaum was dabei. Doch da ich dafür bekannt bin, dass bei mir immer alles etwas anders ablaufen muss wie gedacht, durfte ich diese Prozedur fünfmal über mich ergehen lassen. Da nach dem dritten Versuch festgestellt wurde, dass diese Stanznadel wohl nicht mehr genug Power hatte, um weit genug in den Tumor zu stoßen. Er entschied sich dann endlich eine neue Nadel auszuprobieren. Er meinte darauf hin:

„Es tut mir sehr leid, aber manchmal versagen auch mal die Untersuchungsutensilien".

Ich habe nur abgewunken und sagte lachend: *„Ach kein Problem, ich bin immer so ein Glückspilz"* *„Warum einfach, wenn es auch kompliziert geht"?* Er lachte darauf hin. Naja, ich habe es überlebt, hab ja Gott sei Dank mit der örtlichen Betäubung nicht viel gespürt. Die Gewebeprobe wurde ins Labor geschickt und es wird ein paar Tage dauern, bis das Ergebnis da ist. Er schickte mich dann mit den Worten nach Hause: *„Machen sie sich nicht verrückt und warten sie ab, es kann auch ein gutartiger Tumor sein".*

Dieses Warten auf ein Ergebnis, dass dein ganzes Leben verändern könnte, war wirklich für mich eine Zerreißprobe. Aber ich versuchte mich immer wieder zu beruhigen und dachte daran, dass ich ja erst eine schwierige Lebenssituation überstanden habe und mein Leben doch jetzt neu starten wollte. Deshalb glaubte ich nicht daran, dass ich jetzt auch noch an Brustkrebs erkranken würde. So viel Pech auf einmal im Leben kann man doch gar nicht haben.

„Warum auch", dachte ich.

Mir geht es endlich wieder gut und körperlich fühlte ich mich fitter denn je.

„Wenn man sich so gesund fühlt, kann man doch nicht todkrank sein", schwirrten immer wieder die Gedanken in meinem Kopf herum. Also einfach abwarten und nicht verrückt machen, war meine Devise.

3.Kapitel

Der Tag der Besprechung, des Ergebnisses war nun gekommen und ich bin eigentlich sehr ruhig und entspannt zu diesem Termin gegangen. Da ich mir zu100% sicher war, dass es nichts Schlimmes sein wird. Ich weiß noch genau wie sich dieser Moment anfühlte, als der Arzt das Zimmer betrat, sich setzte und mit ernster Miene sagte:

„Ich habe schlechte Nachrichten, es ist leider bösartig, also Brustkrebs"!

Bäm...das war ein Schlag ins Gesicht.
Wie ein Stromschlag durchzog es mein Körper.
Ab diesem Moment lief alles wie in einem bösen Traum ab. Man fühlt sich wie betäubt, kann kaum sprechen und kann gar nicht verstehen was man da gehört hat.
„Das geht einfach nicht, ich habe keine Zeit für so ein Mist", ging es mir durch den Kopf.
Alles was der Arzt mir über weitere Untersuchungen erzählte, ist wie Nebel an mir vorbei-

gezogen. Den einzigen Satz, wo ich noch richtig registriert habe, war:

„Brustkrebs ist in den meisten Fällen heilbar"!

Und an diesem Satz habe ich mich die ganze Zeit über, gedanklich festgeklammert. Ich bin dann wie in Trance Heim gefahren. Ich konnte keinen klaren Gedanken mehr fassen.

„Jetzt ist alles vorbei", dachte ich.

„Das ist wohl mein Schicksal".

„Oh Gott, was wird aus meinen Kindern"?

Bei dieser Frage läuft es mir immer noch eiskalt den Rücken herunter. Ich weiß gar nicht mehr, ob ich richtig auf den Verkehr geachtet habe. Wäre jemand in mich hineingefahren, hätte ich sicher nichts gespürt, so betäubt war mein Körper. Daheim angekommen, rief ich gleich meine Mutter an. Sie wusste das ich an diesem Tag das Ergebnis bekommen werde und wartete schon auf meinen Anruf. Aber ich glaube, selbst sie hatte nicht mit dieser Nachricht gerechnet. Ich war verwirrt und bin in Tränen ausgebrochen. Jetzt musste ich meiner Mutter mitteilen das ich Brustkrebs habe.

Man fragt sich: „*Was geht in diesem Moment in einer Mutter vor?*"

Ich habe ihr dann schluchzend unter Tränen den Plan mit den kommenden Terminen vorgelesen und konnte dabei kaum noch atmen. Mein Hals war wie zugeschnürt. Meine Mutter hat mich dann erst mal beruhigt und gesagt das sie für mich da ist und ich das nicht allein durchstehen muss. Und dass sie sofort zu mir kommen wird und solang bei uns bleibt, wie es nötig wäre. Ich glaube sie hat selbst in diesem Moment, noch nicht realisieren können, was da alles auf uns einbricht. Sie war selbst tapfer und wollte mich erst mal mit ihren Worten stärken. Meine Mutti und Ich haben ein sehr enges, vertrauensvolles Verhältnis. Zwischen uns kommt nichts. Wir haben schon viele Tiefschläge zusammen durchgestanden und das hat uns beide stark gemacht. Sie ist für mich, einschließlich meiner Kinder, der wertvollste Mensch in meinem Leben. Deshalb tat es mir unendlich leid, ihr diese Nachricht zu überbringen. Nach dem wir uns gemeinsam beruhigt haben, atmete ich tief durch und nahm mir vor, jeden Termin Schritt für Schritt anzugehen. Die nachfolgenden Tage waren nicht einfach für mich, da ich es meinen Kindern und engsten

Freunden erzählen musste. Meine Töchter erlebten durch die Trennung auch keine einfache Zeit und hatten sich erst wieder davon erholt. Ich habe mich selbst dafür gehasst, ihnen von dieser furchtbaren Diagnose zu berichten. Ich wollte doch nicht, dass sie schon wieder leiden müssen, aber mir blieb ja nichts anderes übrig. Ich habe es ihnen versucht so schonend wie möglich zu überbringen. Aber ich glaub das ist gar nicht möglich. Sie waren geschockt und weinten bitterlich. Hatten logischerweise große Angst. Die Vorstellung mich ohne Haare, blass und krank liegen zusehen und nicht zu wissen, ob ich es überleben werde, bereitete ihnen große Sorgen. Ich wollte sie ermutigen und meinte:

„Man stirbt nicht gleich an jedem Krebs", doch Celina meine große Tochter, antwortete laut schluchzend:

„Ach, so fängt es doch immer erst an".

Ich konnte sie verstehen und insgeheim, dachte ich genau das Gleiche. Wir drei lagen uns dann weinend in den Armen. Diese Angst, meine zwei Töchter allein zurückzulassen, gab mir so viel Kraft und Input, das ich mich zusammenriss.

„Wir werden das zusammen schaffen".

„Wenn nicht wir, wer dann", versuchte ich tapfer die Kinder zu ermutigen.

Ich erzählte ihnen dann von den nächsten Schritten und welche Therapien auf mich zukommen würden und haben uns langsam wieder beruhigt. Wir haben es als unsere nächste Hürde gesehen, die wir jetzt zusammen überstehen müssen. Und haben uns gegenseitig Kraft gegeben.

Durch die vielen Gespräche mit Familie und Freunden fiel eine große Last von mir ab. Somit konnte ich mich besser auf die Krankheit einlassen und es so annehmen wie es ist, denn man kann es eh nicht ändern und hat sowieso keine andere Wahl.

Nach mehreren Untersuchungen wie CT, MRT und Knochenszintigraphie, die auch sehr nervenaufreibend für mich waren, da ich noch nie unter solchen Geräten lag und ich Panik davor hatte, stand nun fest, wie der Brustkrebs einzuordnen war. Ich hatte einen aggressiv, schnell wachsenden Tumor G3, der am Anfang vor der Therapie 4cm groß war. Es befanden sich noch mehrere Herde drum herum. Was für mich bedeutete, dass man mir die rechte Brust abnehmen muss. Aber er hatte noch nicht gestreut, also keine Metastasen und das beruhigte mich sehr.

Deshalb möchte ich auch den Frauen, die Angst vor Brustkrebs haben und deshalb nicht zur Vorsorge gehen, Mut zusprechen. Es gibt viele verschiedene Arten von Brustkrebs.

Krebs heißt nicht gleich Tod!

Wenn man es früh genug erkennt, sind durch die Therapien die Heilungschancen sehr gut. Und selbst mit wenig Heilungschancen kann man noch viele Jahre damit leben.

Ich mag das Zitat sehr gern:

„Angst beginnt im Kopf und Mut auch"!

Dieser Satz hat mich oft auf meinem Weg begleitet und mir ein positives Denken vermittelt. Kopf hoch und mit Stärke und Zuversicht den Mistkerl bekämpfen. *„Mich bekommt man nicht so schnell zum Erliegen"*, baute ich mich auf. Das haben schon andere versucht und nicht geschafft. Also wird es auch nicht dieses Monster in meiner Brust schaffen.

Es wurde dann im Brustkrebszentrum meine

Therapie besprochen, was mich erst mal wieder auf den Boden der Tatsachen zurückholte. Da ich erst jetzt begriff, was alles auf mich zukommen wird. Und ich einsehen musste, dass es nicht in ein paar Wochen erledigt sein würde. Ein halbes Jahr Chemotherapie, wo man sich fragt, wie man das so lang durchhalten soll. Danach OP, wo schon von Anfang an feststand, dass die rechte Brust abgenommen wird. Daraufhin noch Bestrahlung. Das heißt mindestens ein Jahr außer Gefecht gesetzt.

„Oh Gott wie soll ich das schaffen"?

„Liege ich dann ein halbes Jahr nur im Bett und kann nichts mehr tun"?

„Wie komme ich finanziell klar, wenn ich lange Zeit nicht mehr arbeiten kann"?

grübelte ich. Viele Fragen die den Kopf zum Glühen brachten. Ich hatte eine wahnsinnige Angst vor der Chemotherapie. Da man mit diesem Thema meist nur über Medien konfrontiert worden war, wusste ich nur das mit vielen Nebenwirkungen gerechnet werden musste. Ich hatte Angst nichts mehr allein auf die Reihe zu bekommen und das ich meinen Kindern zu viel zumuten und ihnen zur Last fallen werde.

Aber ich war sehr positiv von ihnen überrascht, wie stark sie mit der Situation umgegangen sind und das gab mir Kraft. Eine sehr große Hilfe war uns meine Mutter. Sie ist, während der kompletten Chemozeit bei uns eingezogen und hat uns in allem unter die Arme gegriffen. Somit konnte ich mich auf meine Therapie

konzentrieren und brauchte mir keine Gedanken um den Alltag zumachen. Denn auch das ist wichtig, einfach mal loszulassen und Hilfe annehmen. Da ich eine sehr selbstbewusste und taffe Frau bin und ich meistens in meinem Leben für alles und jeden stark sein musste, war es natürlich am Anfang sehr schwer vieles abzugeben und mich physisch und seelisch fallen zulassen. Doch Dank meiner großartigen Familie und meinen guten Freunden, die jeder Zeit für mich da waren, hatte ich die Stärke und Motivation diese schwierige Zeit anzugehen. Ich nahm all meine Energie und Kräfte zusammen und war bereit diese fiese Krankheit zu bekämpfen.

„Ich möchte leben und bin noch nicht bereit, den Löffel abzugeben“, ging es mir immer wieder durch den Kopf. Außerdem brauchen mich meine Kinder.

Also kam für mich keine andere Option in Frage, als wie alle Therapien die nötig waren, auf mich zu nehmen um wieder gesund zu werden und zu überleben.

4.Kapitel

Als erstes sollte ich an einem Morgen ins Krankenhaus. Dort wurde mir unter Vollnarkose ein Port unter das linke Schlüsselbein unter die Haut eingesetzt. Das erfüllte den Zweck, das man bei der Chemotherapie nicht jedes Mal in den Venen der Arme herumstochern musste. Da es sonst oftmals zu Entzündungen kommen kann. So wurde die Infusion über den Port ins Blut transportiert. Das ist sehr viel angenehmer. Die kurze OP verlief bei mir sehr gut. Als ich im Aufwachraum erwachte, schob man mich wieder auf das Zimmer zur weiteren Erholung. Ich hatte außer ein wenig Druck über der Brust, keinerlei Schmerzen. Somit konnte ich am Nachmittag das Krankenhaus wieder verlassen. Meine Nachbarn und gute Freunde holten mich ab, da ich ja noch nicht fahrtauglich war.

Die daraufkommende Woche, hatte ich noch ein Termin zur Herzechountersuchung. Um zu schauen, ob mein Herz gesund genug ist, um eine Chemotherapie zu überstehen.

Der Kardiologe fragte mich:

„Treiben sie regelmäßig Sport?" *„Sie haben ein sehr gesundes, starkes Herz einer jungen Frau"*. Ich meinte dann etwas spöttisch:

„Ich gehöre ja eigentlich mit 41 auch noch nicht zum alten Eisen".

„Und ja, ich gehe regelmäßig zum Walken, mache aber kein übertriebener Sport", antwortete ich.

Aber es war natürlich schön zu hören, dass mein Herz so gute Werte hatte und mich fragte, ob das nach der Chemotherapie auch noch so sein würde. Aber das wird sich ja noch zeigen. Ein paar Tage danach war dann die genaue Besprechung und Besichtigung in der Onkologie, die für längere Zeit, wie mein zweites zu Hause werden sollte. Es war ein merkwürdiges Gefühl in mir, als ich mich in dem Wartebereich aufhielt. Vor mir saß ein Mann dem es gar nicht gut ging. Er sah abgemagert aus und man sah ihm die Schmerzen ins Gesicht geschrieben. Da wurde mir erst mal bewusst, dass ich mich hier unter todkranken Menschen befand, die alle um ihr Leben kämpften. Ich wusste nicht so recht, wie ich damit umgehen sollte und war froh als mich die Ärztin zu sich hereinrief. Sie war von Anfang an meine Lieblingsärztin. Sie hatte so eine ruhige Ausstrahlung und man konnte sie wirklich alles Fragen was man auf dem Herzen hatte. Sie erklärte mir dann den Verlauf der Chemotherapie.

Ich sollte 4xEC die Abkürzung steht für das Medikament Epirubicin +Cyclophosphamid und 12xPacli das steht für Paclitaxel bekommen. Die ersten vier EC-Chemos sind die stärkeren, in dieser Zeit fallen auch die Haare aus und die Nebenwirkungen sind schlimmer ausgeprägt. Diese sollte ich alle drei Wochen, einmal verabreicht bekommen. Danach folgt die 12xPacli.Die bekommt man einmal die Woche ein viertel Jahr lang. Sie erwähnte dann auch einige Nebenwirkungen und was man dagegen tun kann. Später hat sich herausgestellt, dass noch viel mehr Nebenwirkungen auf mich zu kamen, die nicht besprochen wurden. Aber ich denke die Ärzte wissen, dass es bei jedem Patienten anders verlaufen kann und möchten nicht unnötig beunruhigen. Sie lief mit mir dann durch die Onkologie und zeigte mir die Liegen und Stühle, auf die man dann Platz nahm und seine Therapie verabreicht bekam.

Sie stellte mir auch schon ein paar Schwestern vor, was ich sehr angenehm fand. Ich konnte es dann auch kaum erwarten, bis die erste Chemotherapie anfing, was wahrscheinlich viele von euch wundert. Aber ich komme besser damit zurecht Probleme anzugehen, als wie im Ungewissen weiterzuleben. In der restlichen Zeit, bevor die Chemotherapie anfing, habe ich mich noch im Internet schlau gemacht, was man gegen bestimmte Nebenwirkungen, wie unter anderem Übelkeit, Verdauungsprobleme, oder zur Stärkung des Immunsystems einnehmen könnte. Also besorgte ich mir noch ein paar pflanzliche Arzneimittel. Ich habe mir sogar ein Armband, was anscheinend gegen Übelkeit helfen sollte, gekauft. Was kein Wert hatte, wie sich später herausstellte. Aber egal, ich habe mich einfach besser damit gefühlt auf alles vorbereitet zu sein.

Ich hatte mich an den Tagen davor noch mit mehreren Freunden getroffen, weil ich mir nicht sicher war, ob ich während der Therapie noch im Stande dazu sein würde. Es waren auch einige lustige Momente und Gespräche dabei, die mir in Erinnerung geblieben sind.

An einem warmen Sommertag saß ich bei

meinen Nachbarn und guten Freunden auf der Terrasse und unterhielten uns über das was alles auf mich zukommen würde. Da wir darauf gefasst waren, dass mir die Haare ausfallen werden, hatten wir uns im Freundeskreis die witzigsten Perücken für mich ausgedacht und haben Tränen dabei gelacht. Wir machten Späße über den Brustaufbau und überlegten ob es nicht vorteilhaft wäre mit Bauchfett die Brust wieder aufbauen zulassen. So schlägt man gleich zwei Fliegen mit einer Klappe. Neue Brust und gleichzeitig alle Fettpolster weg. Ich hätte endlich Modelmaße 90-60-90.Das wäre doch ein Traum. Wir mussten so viel lachen und es war einfach ein schöner Tag, an den ich immer noch gern zurückdenke. Diese humorvolle Art mit meinen Freunden zu sprechen, tat mir einfach gut und nahm mir auch etwas die Angst vor dem was auf mich zukam. Es verstehen jetzt wahrscheinlich nicht alle von euch, warum man über so Themen lachen kann. Aber eins möchte ich euch mit auf den Weg geben. Nehmt nicht immer alles so ernst und geht die Dinge mit einer Portion Ironie an. Vergesst euer Lachen nicht, nur so werdet ihr es seelisch unbeschadet überstehen. Ich habe wahrscheinlich manchmal etwas viel Humor aufgelegt, was meine Kinder oder meine beste Freundin nicht immer verstanden haben. Aber so bin ich nun mal. Mein Humor und mein Optimismus hat mir schon aus vielen schwierigen Lebenssituationen herausgeholfen. Und deshalb hielt ich immer wieder an dieser Strategie fest, Probleme zu lösen.

Meinen Körper wollte ich auch nochmal vor Beginn der Chemotherapie sportlich gesehen auf Tunen und bin jeden Tag lange Strecken walken gegangen. Ich wollte mich richtig fit machen, bevor es los ging. Das gab mir das Gefühl, körperlich und psychisch stark genug für die Therapie zu sein. So versuchte ich mich auf die kommenden Monate vorzubereiten und habe den Beginn der Chemo entgegengefiebert.

Und dann rückte der Tag näher.

5.Kapitel

Ich kann mich gut an den ersten Chemotag er-innern. Meine beste Freundin ist mit mir früh morgens zum Krankenhaus gefahren. Sie war sehr emotional und bekam auf den Weg dahin Tränen in die Augen. Ich weiß das sie versucht hat, die Tränen zu unterdrücken, doch das ist ihr nicht so recht gelungen. Mir war bewusst, dass es ihr in dieser Situation nicht gut ging und sich Sorgen um mich machte. Ich selbst war zwar aufgeregt, aber trotzdem motiviert. Ich habe versucht sie mit meiner positiven Ein-stellung gegenüber der Therapie zu beruhigen. Sie meinte dann klagend:

„Warum immer du"? „Du hast schon ge-nug in letzter Zeit durchgemacht".

Sie ist schon seit vielen Jahren meine engste Freundin. Wir haben schon viele schöne Zei-ten aber auch einige Hürden zusammen durchgestanden und erlebt. Ich glaub zu wis-sen, dass wir zwei immer füreinander da sein werden, wenn es darauf ankommt und uns das letzte Hemd geben würden, wenn es sein müsste. Ich bin sehr stolz sie an meiner Seite zu haben.

Als wir ankamen, habe ich sie in den Arm genommen und sagte zu ihr:

„Mach dir keine Sorgen, ich schaffe das schon".

Ich hatte damit die Hoffnung sie etwas zu beruhigen. Wenn ich daran denke, laufen mir jetzt noch die Tränen. In so Situationen sieht man, dass man sich gegenseitig Trost zusprechen muss und die Last einer Krankheit nicht nur bei den Patienten liegt, sondern auch bei Freunden und Angehörigen. Deshalb ist es auch sehr wichtig miteinander offen über die Krankheit und das Befinden jedes einzelnen zu sprechen.

Ich lief dann Richtung Onkologie. Der Weg dahin war irgendwie seltsam. Er führte durch einen langen, sehr hell beleuchtenden Gang, dass einem ein ganz merkwürdiges Gefühl vermittelte. Als würde man die Grenze einer anderen Welt überschreiten. Aber irgendwie war es ja auch so. Ich wurde sehr freundlich empfangen und fühlte mich gleich gut aufgehoben. Als ich dann auf meinem Liegestuhl saß und andere Krebspatienten sah, wurde es mir schon anderes ums Herz und habe dann wieder mal realisiert, dass ich eine scheiß Krebserkrankung habe, wo keiner sicher sein kann wie es ausgeht. Ich bin dann mit anderen Patienten ins Gespräch gekommen. Sie haben mir schnell die Angst genommen, da ich bemerkte, wie entspannt und locker die Atmosphäre doch war. Das hat mich aufgebaut und innerlich beruhigt. Wir haben es uns dann mit Decken und Kissen gemütlich gemacht. Jeder hatte Bücher, Kreuzworträtsel oder auch Laptop für den Zeitvertreib dabei.

Die Schwester nahm als erstes Blut ab. Was alles über den Port gemacht wurde, den ich unter die Haut eingesetzt bekommen hatte. Wenn die Werte in Ordnung waren, gab die Ärztin das Okay für die Therapie. Man bekam dann erst mal Kochsalzlösungen und Schmerzmittel zur Vorbeugung eingeflößt und auch eine Tablette gegen Übelkeit.

Dann ging es los.

Eine Schwester kam mit meiner ersten Infusion und mein Puls stieg rasant an. Da die Flüssigkeit eine dunkel orangene Farbe hatte, meinte sie: *„Wie bestellt, der Aperol Spritz"!*

Ich antwortete: *„Oh vielen Dank, ich werde es mir schmecken lassen"!*

Wir mussten lachen und ich mochte diese Art von Humor, denn so fiel die Anspannung etwas ab. Als die ersten Tropfen in meine Venen flossen, schaute ich auf meine rechte Brust und sagte innerlich:

„So du Mistkerl jetzt bist du fällig"!

Das hat mir eine gewisse Macht verliehen, denn endlich konnte ich gegen das Monster ankämpfen. Wir erzählten uns alle sehr viel untereinander und lernten uns besser kennen, denn wir wussten das wir in den nächsten Monaten, viel Zeit miteinander verbringen werden. In dem Moment als die Medikamente Wirkung zeigten, wurde es von einer Sekunde auf die andere, mucksmäuschenstill. Wir packten uns in Decken ein, da es uns auf einmal sehr gefroren hatte und die meisten schliefen daraufhin ein. So lief es jedes Mal ab, wir wussten alle genau, wann dieser Zeitpunkt kommen wird, aber fanden es auch immer wieder belustigend, weil es immer so schlagartig kam. Da man aber durch die vielen Infusionen, jede halbe Stunde ein Druck auf der Blase spürte, war es auch wieder schnell mit der Ruhe vorbei. Mittags gab es dann Suppe oder belegte

Brötchen und Obst. Man konnte sich auch Kaffee, Tee oder andere Getränke holen. Also alles was das Herz begehrt. So verging der erste Tag in der Onkologie. Ich wurde dann von meiner Bekannten, einer älteren Dame, die ich sonst in ihrem Alltag unterstütze, abgeholt und Heim gefahren. Ich war sehr froh sie in dieser Zeit an meiner Seite zu haben. Sie hatte sich mit meiner Freundin die Fahrten zur Chemotherapie aufgeteilt und hat mich auch in vielen anderen Dingen sehr unterstützt. Ich habe sie sehr in mein Herz geschlossen.

Als ich gegen Nachmittag wieder Heim kam, stand meine Mutter mit Tränen in den Augen vor mir und hat mich in den Arm genommen. Sie fragte mich aufgeregt:
„Wie ist es dir ergangen"?
Sie ist wohl den ganzen Tag irreführend in der Wohnung herumgelaufen und hat sich Sorgen gemacht. Ich fand es sehr rührend, konnte sie aber beruhigen und habe angefangen alles zu erzählen.

Die Chemotage waren eigentlich nicht so schlimm, im Gegenteil. Die Schwestern kümmerten sich und hatten immer ein offenes Ohr und das Austauschen mit anderen Patienten tat oft sehr gut, da man sich mit der Krankheit nicht so allein fühlte.

Die Nebenwirkungen kamen meist erst in der darauffolgenden Nacht, die für mich persönlich am schlimmsten waren. Die Übelkeit hatte man nach ein paar Stunden wieder im Griff. Aber das Herzrasen, die kalten Schweißausbrüche und Krämpfe in den Gliedern machten mir Angst und gab mir das Gefühl, dass ich die Nacht nicht überstehen werde. In diesen Nächten war ich oft so weit, alles hinzuschmeißen.

„Wenn der Krebs mich nicht umbringt, wird es die Chemo tun“, dachte ich.

Aber die Nacht ging vorbei und nächsten Tag wurde es schon besser. Die erste Chemotherapie fand ich am einfachsten zu verkraften, da die Nebenwirkungen noch nicht so stark ausgeprägt waren. Aber das lag wahrscheinlich auch daran, dass der Körper noch relativ fit war. Ich war natürlich oft müde, aber nach ein paar Tagen ging es wieder bergauf und man hatte bis zur nächsten Therapie drei Wochen Zeit zur Erholung.

Ich war total motiviert und meinte zu meiner Mutter:

„Du kannst ruhig nach Hause fahren, wenn das alles nicht schlimmer wird, schaffe ich das gut allein"

Was sich bald als großer Irrtum herausstellte.

6.Kapitel

Der Tag der zweiten Chemo begann gleich wie der Erste. Meine Freundin fuhr mich morgens zum Krankenhaus und mit vollem Elan und ausgeruht ging ich in die Onkologie. Es verlief alles wie geplant und es war ein angenehmer Tag. Somit habe ich positiv gestimmt, die zweite Infusion hinter mich gebracht. Am Abend nahm ich gleich etwas gegen Übelkeit und legte mich früh ins Bett.

Die Nacht war furchtbar. Die Übelkeit hat mich länger nicht schlafen lassen, es hat Stunden gedauert, bis sie nachließ. Übergeben musste ich mich aber Gott sei Dank nie. Ich schlief dann erst mal ein und wurde gefühlt kurze Zeit später, wieder durch Herzrasen und kalte Schweißausbrüche geweckt. Ich bekam Krämpfe in der Hüfte und das zog sich bis in die Beine. Ich hätte behaupten können, dass meine Beine taub wurden, aber vielleicht habe ich das auch nur so empfunden. Da die Angst wieder kam, machte ich das Licht an und versuchte mich mit Atemübungen zu beruhigen.

Ich habe mich immer wieder in Gedanken motiviert:

„Halte durch, morgen früh geht es dir schon besser".

Ich bin dann doch irgendwann eingeschlafen und als ich morgens aufwachte, war das schlimmste an Nebenwirkungen wieder vorbei. Ich konnte noch nichts essen, der Appetit kam meistens erst am dritten Folgetag. Ich habe mich bemüht viel zutrinken, denn das ist das Wichtigste, damit sich das Gift, so schnell wie möglich im Körper abbauen kann. Am zweiten Tag nach der Therapie, musste ich mir selbst eine Neulasta-Spritze in Bauch verabreichen. Durch die Chemotherapie sinkt die Anzahl der weißen Blutkörperchen, die zur Bekämpfung von Infektionen nötig waren. Sind diese zu niedrig, kann es zu erhöhten Infektionsrisiko mit hohem Fieber kommen. Deshalb gibt man diese Spritze ein Tag nach der Infusion. Leider sind die auch nicht frei von Nebenwirkungen. Neben starker Müdigkeit verspürte ich auch extreme Gelenk und Rückenschmerzen. An diesem Tag bekam ich dann aufgedunsene, rote Wangen und sah aus wie ein Mondgesicht, aber das hatte sich nächsten Tag wieder gelegt. Was mir am meisten zu schaffen machte, war der hohe Puls, den ich bis zum Hals spürte. Aber auch diese Nebenwirkungen, ließen am folgenden Tag nach. Ich hatte immer montags die Chemo bekommen und konnte davon ausgehen, dass es mir am Wochenende wieder relativ gut geht und ich auch mal wieder das Haus verlassen kann. Doch an diesem Samstag kam es anders. Ich bin schon mit wackligen Beinen aufgestanden, habe mich aber trotzdem bemüht, meiner Tochter und mir ein Frühstück herzurichten. Doch von einer Sekunde auf die andere, bekam ich Schweißausbrüche und mir wurde übel. Ich habe nach meiner Tochter gerufen, da es mir fast den Boden unter den Füssen wegzog.

Meine Tochter Kim, half mir dann aufs Sofa und legte meine Beine hoch. Mir hatte es meinen kompletten Kreislauf zusammengehauen. Meine Tochter bekam Angst.

„Mama du bist kreidebleich, was soll ich tun"?

„Soll ich Hilfe holen"? fragte sie mich.

Ich wusste selbst nicht was ich machen sollte. Ruft man bei so etwas den Notarzt? Oder wird es gleich wieder besser? Ich war überfordert und rief bei meinen Freunden an, die wie ich wusste, ganz in der Nähe waren. Sie kamen dann so schnell wie möglich vorbei. Als die Beiden reinkamen und mich mein Freund in den Arm nahm, ist etwas passiert, auf was wir eigentlich schon länger gewartet haben. Ich bin auf einmal in Tränen ausgebrochen und ließ alle Emotionen freien Lauf.

Seit dem Tag der Diagnose, konnte ich nie richtig weinen. Ich versuchte alles strategisch anzugehen und mich tapfer durch die Zeit durchzumogeln. Bis zu dieser Umarmung. Ich muss dazu sagen, dass unsere Freundschaft schon seit vielen Jahren besteht und wir immer füreinander da waren, wenn einer von uns Hilfe brauchte. Wir haben ein sehr inniges freundschaftliches Verhältnis zueinander. Er ist sehr groß und stämmig gebaut und hat in diesem Moment eine Wärme und Geborgenheit ausgestrahlt, dass alles aus mir herausbrach und meine ganze Stärke anfing zu bröckeln. Ich hatte fast den ganzen Tag durchgehend geheult, was aber sehr gut für mich war, denn dadurch fiel der ganze Ballast von mir ab. Also habt keine Angst davor euch mal fallen zulassen und in Tränen auszubrechen, denn das ist für die Psyche die beste Medizin. Es wird euch nicht die Stärke nehmen, die ihr für diese Zeit braucht, sondern wird euch neue

Kraft und Energie zurückbringen. Ich kann mich auch noch sehr gut an den darauffolgenden Abend erinnern. Meine negativen Gedanken, verstärkten sich und ich steigerte mich immer mehr in die Angst hinein, dass ich bald sterben würde. Ich habe es mir regelrecht eingeredet und weinte stundenlang vor mich her. Ich habe an keine Heilung mehr geglaubt und hatte in diesem Moment, mit meinem Leben abgeschlossen. Bis ich mit einer sehr guten Freundin, die leider etwas weiter von mir weg wohnt, telefonierte. Ich glaub unser Telefonat ging über eine Stunde. Ich habe ihr von meiner Angst erzählt und ihr mein Herz ausgeschüttet. Sie machte mir Mut und half mir, mich wieder zu beruhigen. Ich fand in solchen Situationen durch diese Fürsorge meiner Freunde, immer wieder schnell mein Lachen zurück. Und war glücklich so großartige Menschen um mich herum zu haben, die mir so starken Halt gaben. Auch meinen Töchtern, brachte das Erleichterung, in diesen Momenten nicht mit mir allein zu sein.

Durch diese Ereignisse begriff ich, dass ich es doch nicht allein schaffen würde, da ich es einfach nicht einschätzen konnte, wie der Körper weiterhin auf die Therapie reagiert. Ich wollte auch meinen Kindern die Angst nehmen, hier irgendwann zusammenzuklappen, wenn keiner da ist. Was mir leider auch schon ein paar Tage zuvor passiert ist.

Ich wollte eines morgens duschen gehen und merkte wie meine Kraft nachließ und ich zusammensackte. Ich lag dann eine Weile lang, nackt auf dem Boden. Es war keiner da und mein Handy lag auch nicht griffbereit, also blieb mir nichts anderes übrig, als abzuwarten bis es besser wurde. Ich habe mich dann im Liegen abgetrocknet und versuchte mich langsam anzuziehen. Ich weiß nicht, wie lang ich dafür gebraucht habe, aber irgendwann habe ich es geschafft und konnte mich auf das Sofa schleppen. Das waren somit schon zwei von solcher Art von Vorfällen, die mir zu denken gaben. Ich bemerkte auch wie solche Situationen anfingen an meiner Psyche zu kratzen. Also rief ich meine Mutter an und bat sie doch wieder zu uns zukommen, damit einfach jemand in meiner Nähe ist. Sie setzte sich dann sofort in den Zug und reiste mit einem großen Koffer an, da sie nun über die weiteren Monate bei uns einziehen würde, bis ich die Chemotherapie überstanden habe. Das war die beste

Entscheidung und werde ihr ewig dafür dankbar sein. Denn ohne sie hätte ich die Zeit nicht auf diese Art und Weise überstanden.

7.Kapitel

Nach drei Wochen Erholung folgte die dritte stärkere Chemo. An diesem Morgen bin ich schon mit gemischten Gefühlen aufgestanden. Die Nacht vor den Chemos ist immer sehr unruhig, aber diese war fast schlaflos. Ich fühlte mich überhaupt noch nicht bereit und fit für die nächste Therapie und hätte am liebsten abgesagt, aber das kam natürlich nicht in Frage. Meine Freundin fuhr mich wieder ins Krankenhaus und unsere Gespräche lenkten mich etwas ab. Ich verabschiedete mich und ging wieder durch den hell erleuchtenden Gang in die Onkologie. Ich suchte mir einen Platz und versuchte es mir so gemütlich wie möglich zu machen. Nachdem das Blut kontrolliert worden war und die Ärztin das Okay gab, ging es los. Zuerst wieder Kochsalzlösung und dann zwei Beutel Medikamente. Ich wurde immer unruhiger. Es war anders als sonst, ich konnte mich auch nicht viel mit anderen Patienten unterhalten, brachte kaum ein Ton raus.
Im Nebenraum fing dazu noch eine Frau hysterisch an zu weinen. Eine Schwester versuchte sie zu beruhigen, was wohl nicht so

einfach war. Die Frau war panisch und schrie sie bekomme gleich einen Herzinfarkt, sie wüsste, wie sich das anfühlte, da sie schon mal einen hatte. Die Schwester hat sie dann versucht mit Worten zu beruhigen, was ihr Gott sei Dank auch gelungen war. Als ich dieses Drama mitbekam, ging es mir zunehmend schlechter. Mein Puls raste. Am liebsten wäre ich aufgesprungen, hätte die Nadel aus dem Port gerissen und wäre raus gerannt. Ich bin auf einmal in Panik geraten, dass ich von der Chemotherapie auch einen Herzinfarkt bekommen könnte, da ich ja schließlich auch schon öfter Herzrasen hatte. Aber ich musste mich beruhigen, mir blieb ja nichts anderes übrig. In dem Moment kam auch schon die Schwester mit dem Chemobeutel. Als ich diese giftige, rote Flüssigkeit sah, ist mein Puls wieder nach oben geschossen. Ich hatte einfach nur Angst.

Ich sagte dann der Schwester das es mir nicht gut ginge und ich Herzrasen bekomme, sie meinte mit ruhiger Stimme:

„Bleiben sie ganz ruhig und machen sie sich keine Sorgen, es wird ihnen nichts passieren".

„Das ist doch ganz normal, sie müssen ja

*auch viel durch die Krankheit und Be-
handlungen verkraften und da sind Un-
ruhe Zustände und Herzrasen ganz normal".*

„Na super, sie hat leicht reden", dachte ich.
Doch schon Sekunden später liefen die ersten
Tropfen der Infusion in meine Venen. Ich
wurde sehr schnell müde, was gut für mich war.
So konnte ich etwas schlafen und zur Ruhe
kommen. Der Tag lief wie gewohnt ab und
abends ging ich früh zu Bett, denn ich wusste
ja was in der Nacht auf mich zukommen würde.
Und so war es auch. Herzrasen, Schweißausbrüche und Krämpfe überkamen mich wieder.
Da ich schon am Tag zuvor so labil gestimmt
war, hatte ich kaum noch Kräfte und Energie
das durchzustehen. Ich überlegte, ob ich
meine Mutter rufen sollte, damit wir den Notarzt kommen lassen, aber war einfach nicht in
der Lage aufzustehen. Ich wollte einfach nicht
mehr und hatte mir in diesem Moment geschworen:

*„Das ist die letzte Chemo, die ich mir habe
geben lassen".*

„Die können mich alle kreuzweise."

*„Ich werde sonst an der Chemo draufge-
hen",* dachte ich.

„Ohne dieses Gift in meinem Körper, könnte ich wenigstens noch ein paar Monate oder Jahre leben", wütete es in meinem Kopf.

Ja, das waren die typischen Gedanken, die einem in diesen Nächten nach der Infusion überkamen. Doch am nächsten Morgen, waren diese Gedanken wieder verflogen, da ich es überstanden habe und ich mich mit den Worten im Kopf ermutiget:

„Ich muss da durch und werde es schaffen, dieses Biest in mir zu vernichten".

„Ich bin stark und werde es bis zum Ende aushalten".

Die erste Woche schlief ich sehr fiel. Ich ging vom Bett aufs Sofa, meine Mutter servierte mir Tee und etwas zum Essen, was ich kaum runter bekam. Kurz darauf schlief ich schon wieder ein. Als ich aufwachte, war es Mittag und ich versuchte ein paar Löffel Suppe zu schlürfen. Das war eine Qual, da alles furchtbar eklig geschmeckt hatte. Ich kann es kaum beschreiben, ich verglich es mit einem metallischen Geschmack. Danach war ich wieder so müde, dass ich zum Mittagschlaf ins Bett gegangen bin. Nachmittags aufgestanden, dass gleiche Spiel von vorn. Versuchen zu essen, zu trinken und wieder hinlegen. Die ersten Tage, waren sehr zäh. Meine Mutter hat mich in der Stunde als ich zwischendurch mal wach war, unterhalten. Wir haben uns auch oft lustig über diesen Tagesablauf gemacht. Kaum Hallo oder Guten Morgen, ging es auch schon wieder schlafen und das drei, viermal am Tag. Meine Mutter tat mir oft leid, da meine Tochter auch den ganzen Tag in der Schule war, saß sie fast über die ganze Zeit allein herum. Sie hat ein Kreuzworträtsel nach dem anderen gelöst und in kürzester Zeit ein Buch gelesen.

„Es macht mir nichts aus", meinte sie.

„Ob ich jetzt zu Hause sitze, oder hier, kommt doch aufs Gleiche raus", sagte sie belustigt.

Eine Woche später ging es wieder bergauf und wir konnten ein paar Schritte laufen. Leider war es immer nur eine Straße auf und ab, denn ich verlor schnell die Puste und die Muskelkraft ließ nach. Aber es war egal, denn jeder Schritt mehr, war für mich ein Erfolgserlebnis. Und das tat meiner Seele gut. Deshalb gebe ich euch den Rat:

Geht raus zum Laufen, atmet bewusst die frische Luft ein, genießt jeden Sonnenstrahl und lasst die Natur auf euch wirken. Das wird euch stärken und eure Psyche aufrechterhalten.

Ich konnte endlich auch mal wieder mit Hilfe meiner Mutter einkaufen gehen. Das war ein Genuss für mich, endlich unter Leute zukommen und am normalen Leben teilzunehmen. Ich war zwar danach fix und fertig, aber das war mir egal. Ich hatte schließlich genug Zeit mich wieder auszuruhen und den restlichen Tag auf dem Sofa oder im Bett zu verbringen.

8.Kapitel

Meine Psyche ist relativ stabil geblieben. Hatte aber trotzdem Augenblicke, in denen mir die Tränen nur so raus schossen. Es kam meistens ganz unverhofft. Von einer Sekunde auf die andere fing ich an zu heulen. Ich wollte es aber auch nicht unterdrücken, da ich wusste das es mir danach besser gehen würde. Trotzdem war es mir manchmal vor meiner Familie unangenehm, und meinte dann entschuldigend:

„Sorry, aber ich muss mal kurz heulen".
Meine Mutter sagte daraufhin amüsant:
„Das ist doch egal, dann heulen wir jetzt eine Runde und dann ist es wieder besser".
In diesem Augenblick mussten wir auch schon wieder lachen. Es waren echt manchmal komische Situationen. Eine Mischung aus Leid und Witze zugleich. Ich war sehr dankbar dafür, dass ich nicht allein war. In solchen Momenten besteht sonst die Gefahr in ein Loch zufallen und das macht die Sache nicht gerade einfacher.

Leider hat nicht jeder Erkrankte, Familienangehörige bei sich wohnen, oder in ihrer Nähe und müssen allein klarkommen. Das finde ich wahnsinnig schlimm und ziehe den Hut vor diese Menschen, die trotzdem ihren Lebensmut nicht verlieren.

Ich habe mir auch pflanzliche Arzneimittel zur Unterstützung geholt, die zu meinem Wohlbefinden beitragen sollten.
Denn es kamen immer mehr Nebenwirkungen dazu. Zum Beispiel: Schleimhautentzündungen im Mund, tägliches Nasenbluten am Morgen, Blasenentzündungen, Probleme mit dem Stuhlgang oder Missempfindungen in den Fingerspitzen und Verfärbungen der Nägel. Also eine ganze Reihe an Wehwehchen, auf die man nicht alle vorbereitet war.

Da ich Gott sei Dank ein positiver Mensch bin, hatte ich trotz dieser beschissenen Lage viel zu lachen und hab einige Dinge mit Gelassenheit betrachtet. Das zeigte sich dann auch, als kurz nach der zweiten Chemotherapie die ersten Haare fielen. Ich fand es furchtbar die Haare auf der Kleidung oder auf dem Kissen liegen zusehen.
Deshalb entschloss ich mich kurzerhand dazu, sie sofort selbst abzurasieren.

Ich fragte Celina, meine große Tochter, ob sie mir helfen würde und sie war sofort dabei. Wir wusste beide nicht so recht, was auf uns zukam. Werden wir weinen, oder die Hände vor dem Gesicht zusammenschlagen, weil ich aussehen würde wie Gollum? Uns war etwas mulmig zumute und wir waren auf alle möglichen Emotionen gefasst. Doch irgendwie kam es anders als gedacht. Ich setzte erst einmal allein den Rasierer am Kopf an und zog die erste Bahn durch. Streifen für Streifen und umso mehr Haare fielen, umso interessanter wurde die Sache. Wir waren so gespannt wie ich mit Glatze aussehen würde. Und was soll ich sagen, wir fanden es gar nicht übel. Wer sieht sich schon mal mit Glatze, ich fand es faszinierend. Einige meinten, ich sehe aus wie Sinead O´Connor.

„Na damit kann ich doch leben",
dachte ich.
Es war für mich auch gleich viel angenehmer, als wie ständig die Haare überall hängen zuhaben. Also war es kein Trauertag, sondern hatten sogar Spaß dabei. Ich muss aber dazu sagen, dass ich viele Jahre eine Kurzhaarfrisur getragen habe und was meine Haare angeht, sehr experimentierfreudig bin.

Bei Frauen mit langen Haaren, stelle ich mir die Situation schwieriger vor. Aber trotz allem, darf man nicht vergessen, dass sie wieder nachwachsen und während der Zwischenzeit, gibt es wunderschöne Perücken, Tücher oder Mützen. Ich würde auch jedem raten, sich schon vorher alles zu besorgen und sich vorzubereiten. Umso leichter sind solche Nebenwirkungen zu ertragen. Wenn ich ehrlich bin, hatte ich die Perücke kaum auf. Das war einfach nicht ich und fühlte mich damit nicht so wohl. Ich hatte das Glück im Unglück, die Chemotherapie im Winter hinter mich zubringen. So konnte ich draußen Mützen tragen und es ist fremden Personen gar nicht aufgefallen. Mit der Zeit fielen auch die Augenbrauen und Wimpern aus. Das fand ich persönlich schlimmer als die Kopfhaare. Da einem die Krankheit jetzt richtig ins Gesicht geschrieben stand. Ich habe mich natürlich an guten Tagen oder wenn ich raus gegangen bin, die Augenbrauen angemalt und die Augenlider gut betont geschminkt. Was aber manchmal sehr lästig für mich war, da ich nicht eine von den Frauen bin, die gern Stunden lang vor dem Spiegel verbringen. Aber in dieser Situation, baute das mein Selbstbewusstsein auf und fand mich trotzdem schön. Es ist anderen Leuten nicht aufgefallen, dass ich gerade mit so einer Krankheit zu kämpfen habe. Ich habe seitdem oft in Geschäften überlegt, wie viele Menschen sich in diesem Moment, mit einer schweren Krankheit oder Chemotherapie herumschlagen, aber es ihnen auf die Schnelle gar nicht ansieht, da man heutzutage so viel mit Schminke und Hilfsmitteln kaschieren kann. Man sieht die Leute auf einmal mit anderen Augen. Und nimmt mehr die Mimiken und Gesichtsausdrücke der Menschen wahr.

So vergingen wieder Wochen und ich lernte mit den meisten Nebenwirkungen umzugehen.

Akzeptiert euch so wir ihr seid und ihr lernt damit umzugehen das sich durch diese Therapien das Aussehen verändert. Habt Mut und zeigt euch, denn ihr seid es Wert, auch mit eurem Leid und eurem Kampfgeist gesehen zu werden.

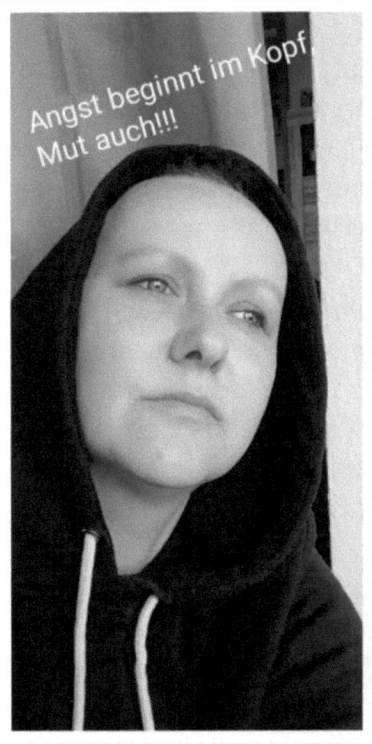
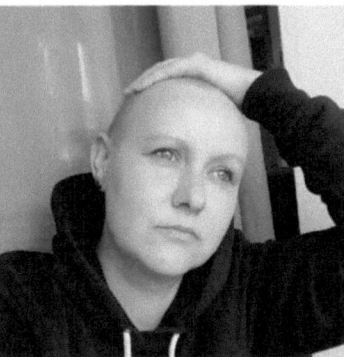
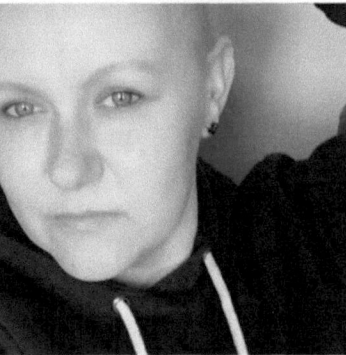

9.Kapitel

Nun stand die letzte stärkere Chemotherapie an und ich bin gut erholt und energiegeladen in die Onkologie gegangen. Es verlief alles wie immer und fühlte mich so weit wohl. Die Ärztin machte an diesem Tag noch eine Ultraschal Untersuchung, um festzustellen, ob sich der Tumor schon verkleinert hatte. Das Ergebnis war sehr erfreulich. Er war schon ein ganzes Stück geschrumpft und das gab mir wieder neuen Input weiter durchzuhalten.

Die Nebenwirkungen verliefen wie sonst auch. Die erste Nacht war wieder sehr extrem, aber da ich wusste, dass es die letzte von den starken Chemos war, hielt ich es aus und bin die folgenden Wochen motiviert angegangen und versuchte mich so gut wie möglich zu erholen.

Nach diesen drei Wochen, folgte die 12x Pacli. Diese Chemotherapie sollte ich einmal wöchentlich, ein viertel Jahr bekommen. Von den Nebenwirkungen war diese nicht so stark ausgeprägt. Man erlitt keine Übelkeit, Schweißausbrüche oder so extremes Herzrasen. Ich bekam sie immer montags verabreicht und wusste mit der Zeit, wie jeder darauffolgende Tag ablaufen würde.

Montagabend nach der Infusion, erlitt ich richtige Heißhungerattacken. Das war der einzige Tag, an dem meine Geschmackssinne vorhanden waren, wahrscheinlich durch das Kortison und somit hatte ich natürlich auf alles Appetit. Von herzhaft bis zuckersüß. Das war für mich der schönste Tag und ein totales Gaumenerlebnis. Ich nutzte den Abend aus und schaufelte alles in mich hinein, worauf ich Lust hatte. Ab Dienstag war dieser Zustand des Glücks auch schon wieder vorbei und jede Mahlzeit schmeckte wieder scheußlich. Ich danke meiner Mutter für ihre Geduld, die sie in diesen Wochen mit mir haben musste. Ich hatte oft Appetit auf Lebensmittel, die ich im Fernsehen oder zufälligerweise im Internet gesehen habe. Meine Mutti bemühte sich sehr meinen Ansprüchen gerecht zu werden. Doch das Problem war, sobald ich es gerochen oder gekostet habe, hatte ich Schwierigkeiten es zu essen und hab den Teller wieder von mir weggeschoben. Ich war so froh, dass sie so locker damit umgegangen ist, und haben uns oftmals über

diese eigentlich nervigen Situationen lustig gemacht. Für mich war das in den letzten Wochen, die schlimmste Nebenwirkung, da ich
sonst ein totaler Genussmensch bin und gern
esse. Man kann sich nicht vorstellen, wie das
an der Psyche kratzt, wenn man keinen Ge-
schmackssinn mehr hat, das ist nicht zu unter-
schätzen.

An den guten Tagen habe ich mich mit Dingen
beschäftigt, die mir Spaß machten, um mich
von allen anderen Sorgen abzulenken. Da wir
uns in der Adventszeit befanden, habe ich die
Wohnung dekoriert und meinen Kindern einen
schönen Adventskalender gebastelt, wozu ich
in den letzten Jahren nie gekommen bin und
ich genoss diese Stunden. Zwischendurch
legte ich mich immer wieder mal hin und ruhte
mich aus. Meine Nachbarin und mittlerweile
gute Freundin, nahm sich öfter die Zeit und lief
mit mir spazieren. Es waren nur sehr kleine
Runden, die ich schaffte, deshalb setzten wir
uns oft unterwegs eine Weile auf eine Bank,
genossen die Sonne und unterhielten uns
über Gott und die Welt. Das war so schön und
tat der Seele gut. Sie ist so eine kleine ausge-
flippte Maus und wir bringen uns sehr oft zum
Lachen, auch wenn es uns mal nicht so gut

geht. Ich denke immer noch gern an diese Spaziergänge zurück. Und bin ihr dankbar, dass sie sich so oft Zeit für mich genommen hat. Weihnachten haben meine Kinder, meine Mutter und ich in gemütlicher und trotzdem lustiger Atmosphäre verbracht. Ganz chillig und ohne Stress. Silvester verlief sehr ruhig. Ich wollte keinen Trubel und keine Gäste um mich herum, da ich mich sehr ausgelaugt und körperlich schwach fühlte. Ich verbrachte den Abend mit meiner Mutti gemütlich auf dem Sofa und zappten uns durch das Fernsehprogramm. Um zwölf Uhr haben wir angestoßen und haben uns von dem Balkon aus, an dem schönen Feuerwerk der Nachbarn erfreut. Ich weiß noch den Augenblick, an dem ich hoch in den Himmel schaute und ich Angst hatte mir etwas für das neue Jahr zu wünschen. Mein typischer Satz, war meistens:

„Das wird mein Jahr"!

Und jedes Mal traf mich in dem folgenden Jahr ein schlimmerer Schicksalsschlag.

Ich habe mir geschworen, dass ich nie wieder diesen Satz in den Mund nehmen werde.

Deshalb formulierte ich dieses Mal meinen Wunsch anders.

Ich schaute hoch und sagte in Gedanken:

„Lass mich bitte leben und ich werde über jeden einzelnen Tag glücklich sein und meine Lebenszeit zu schätzen wissen und in vollen Zügen genieße

Ich bin kein gläubig erzogener Mensch,
aber in diesem Moment betete ich zu Gott.

10.Kapitel

Nach einem halben Jahr hatte ich die Chemotherapie, vor der ich am meisten Angst hatte,
überstanden und ich war der glücklichste
Mensch auf Erden. Ich hatte die erste Hürde
hinter mich gebracht und versuchte mich so
gut es ging von den Strapazen zu erholen, bis
der Termin für die Operation feststand. Mir
ging es so langsam wieder besser, konnte
meine alten Walking Runden drehen und war
wieder in der Lage mich um alles selbst zu
kümmern. Die Haare fingen kurz vor Ende der
Chemo wieder zuwachsen an. Auch wenn es
nur Flaum auf dem Kopf war, freute ich mich
riesig darüber. Aber ich freute mich noch mehr,
als ich eines Tages im Spiegel, kleine winzige
Wimpern entdeckt habe. Ich schrie vor Freude
nach meiner Tochter und wollte es ihr sofort
zeigen. Ich flippte völlig aus. Jetzt wusste ich,
dass ich bald wieder, wie ein normaler, gesun-
der Mensch aussehen würde.

Der Tag für die OP rückte näher und die Aufre-
gung kam zurück. Da sich, wie ich schon erwähnte, mehrere Herde in der rechten Brust

befanden, wurde entschieden die Brust abzu-
nehmen. Die Chemotherapie hatte nur einen
Teil des Tumors zerstört, deshalb hatte ich mit
der Abnahme kein Problem, denn ich wollte sicher gehen das wirklich der gesamte Krebs
aus meinem Körper entfernt wird. Der OP Tag
stand nun fest und ich wurde etwas nervös. Es
ist schließlich nicht nur ein kleiner Eingriff, sondern ich werde innerhalb von ein paar Stunden
nur noch eine Brust besitzen. Und verliere ein
wichtiger Bestandteil, des weiblichen Körpers.
Es fühlt sich einfach merkwürdig an, wenn
man ein Körperteil verliert, der immer zu einem
gehört hat. Aber ich besann mich schnell darauf, dass es wichtiger ist, wieder vollkommen
gesund zu werden.

Es war momentan echt eine ungünstige Zeit
ins Krankenhaus zu müssen, da wir uns in der
Corona Pandemie befanden. Was bedeutet,
dass niemand mit ins Krankenhaus herein-
durfte und über die ganzen Tage kein Besuch
gestattet war. Ich habe mir also viel Lesestoff
und DVDs mitgenommen. Gott sei Dank gibt
es heutzutage WhatsApp, so konnte ich trotzdem genug Kontakt zu meiner Familie und
Freunden halten.

Die Nacht vor der OP war so gut wie schlaflos. Ich hatte das Bedürfnis immer wieder meine Brust anzufassen, um mich seelisch und moralisch von ihr zu verabschieden. Ich habe auch noch zu Hause von mir ein Foto machen lassen. Einfach zur Erinnerung wie ich mit zwei normalen Brüsten aussah. Doch dieses Gefühl des Abschiedes von einem Körperteil kann nur jemand nachvollziehen, der so etwas schon selbst erlebt hat.

Am Morgen danach war ich froh, dass ich gleich vormittags dran war, denn ich wollte es so schnell wie möglich hinter mich bringen. Die OP ist gut verlaufen. Sie haben mir auch vier Lymphknoten entfernt, um zu untersuchen, ob sie bereits befallen waren. Das Ergebnis war sehr erfreulich, denn sie hatten noch keinen Befall von Krebszellen. Das beruhigte mich ungemein. Die ersten Stunden nach der OP waren akzeptabel, mir ging es so weit gut. Meine Zimmergenossin, die auch ihre OP hinter sich hatte, klagte über Übelkeit und musste sich mehrmals erbrechen. Ich habe große Töne gespuckt, wie gut ich die Narkose vertragen habe und wie großartig es mir ginge. Hätte ich mal nicht meine Klappe so weit aufgerissen, denn ein paar Minuten später ging es bei mir los. Ich habe mir im wahrsten Sinne des Wortes die Seele aus dem Leib gekotzt. Entschuldigt meine Ausdrucksweise, aber man kann es nicht schöner beschreiben. Danach ging es mir aber auch schnell wieder gut und ich konnte langsam Nahrung zu mir nehmen. Mit meiner Zimmergenossin, die schon über siebzig Jahre alt war und auch an Brustkrebs erkrankt ist, hatte ich mega Spaß. Wir verstanden uns auf Anhieb und hatten uns viel zu erzählen. Da sie genauso optimistisch und humorvoll war wie ich, hatten wir viel zu lachen und haben die Tage gut zusammen herumgebracht. Ein Psychologe, der übrigens zu unserer Freude ein sehr gut aussehender, junger Mann war, hatte uns einen Besuch abgestattet, um uns eventuell aufzubauen. Er war irritiert, von unserem lustigen Wohlbefinden. Als er merkte, dass er nichts für uns tun konnte und wir seine Hilfe nicht benötigten, hatte ich mir einem kurzen Scherz erlaubt und meinte mit einem fetten Grinsen auf dem Gesicht:

„Wir könnten ja mal den Spieß umdrehen und wir stellen die Fragen"?
Er verließ dann lachend, aber auch etwas verlegen das Zimmer. Wir hatten einige so lustige

Momente und das hat uns die Zeit ohne Besuch leichter gemacht.

Ich war mir vor der OP nicht sicher, wie ich damit umgehen würde, wenn ich spüre das mir eine Brust fehlt und wann ich den Mut habe sie das erste Mal zu betrachten. Doch wie ich nun mal bin, wollte ich mich so schnell wie möglich damit konfrontieren. Also habe ich schon am ersten Abend unter den Verband gespickelt. Ich war positiv überrascht, da ich es mir viel schlimmer vorgestellt hatte. Es war ein sehr sauberer Schnitt und sah wirklich nicht erschreckend aus.

„Die Ärzte haben gute Arbeit geleistet",
sagte ich gedanklich zu mir.
Nächsten Morgen wurde der Verband gewechselt. Die Ärztin wollte mich vorher behutsam darauf vorbereiten, bis ich ihr von meiner gestrigen Neugier, berichtete. Sie war erstaunt und meinte:

„Die meisten Frauen haben Angst und zögern noch beim erst mal hinzuschauen".
Ich war sehr froh, dass ich so locker damit umgehen konnte. Und hatte somit für mich die nächste Hürde überstanden. Aber mal ehrlich, wir Frauen haben es auch nicht nötig uns nur

über die Brüste zu definieren. Wir strahlen unsere Schönheit mit den Gesichtern und unserer Lebensfreude aus.

Nach fünf Tagen durfte ich wieder nach Hause. Da wir uns in der Corona Zeit befanden, haben sie Patienten so schnell wie möglich wieder entlassen, was für uns natürlich ein Vorteil war. Meine Nachbarin holte mich ab und ich freute mich auf zu Hause. Ich war froh wieder einen großen Schritt geschafft zu haben. Die nächsten Wochen dienten zur Erholung und Wundheilung. Von außen ist es relativ schnell verheilt, aber von innen war das Brustgewebe sehr beschädigt und brauchte etwas länger, bis ich wieder einigermaßen schmerzfrei war. Am Tag war es gut zu ertragen, aber beim Schlafen oder Liegen tat es sehr weh und brachte schlaflose Nächte mit sich.

In anderen Fällen baut man die Brust mit der gleichen OP gleich wieder auf, aber das traf für mich nicht zu. Da ich einen aggressiv, schnell wachsenden Tumor hatte und ich noch relativ jung dafür war, stand noch die darauffolgende Bestrahlung im Raum und das wäre mit einem Implantat nicht so sinnvoll gewesen. Ich war damit einverstanden. Ich wollte die 25 Bestrahlungen noch über mich ergehen lassen, denn dadurch wird das prozentuale Risiko eines Rezidiven (Wiederauftreten einer Krankheit) gesenkt. Den Brustaufbau kann man immer noch eins, zwei Jahre später, wenn alles abgeheilt ist, durchführen.

Da es heutzutage spezielle BHs und Bikinis für Prothesen zu kaufen gibt, die man übrigens, wenn es um die Kosten geht, von der Krankenkasse erstattet bekommt, fand ich es nicht schlimm, den Aufbau noch nicht vorgenommen zu haben. Ich bin gut mit der Situation zurechtgekommen und für Außenstehende war es überhaupt nicht ersichtlich, dass mir eine Brust fehlte. Und mehr zählte für mich momentan nicht.

11.Kapitel

Die Bestrahlung wurde täglich fünf Wochen lang durchgeführt. Zum Ende hin, hat meine Brust sehr darunter gelitten. Es war unangenehm und schmerzhaft. Man könnte es mit einem sehr starken Sonnenbrand vergleichen. Die Haut war feuerrot und unter der Achsel und unterhalb der Brust, ist die Haut aufgeplatzt, es sah aus als hätte mich ein Hai angegriffen.

„Oh Gott", dachte ich.

„Ob das jemals wieder richtig verheilen wird".

Ich muss betonen, dass es nicht bei jeder Frau so Auswirkungen hat. Ich kannte einige, die nur kleinerer Rötungen davongetragen haben. Aber wie wir ja wissen und ich am Anfang schon beschrieben hatte, nehme ich anscheinend gern alle ausgeprägten Nebenwirkungen mit. Aber durch viel eincremen, war auch diese Wunde innerhalb von ein paar Wochen wieder verheilt. Die Rötungen des Bestrahlungsfeldes, werden noch viele Monate zusehen sein, aber damit kann ich leben. Sonst hatte ich durch die Bestrahlung keine weiteren Nebenwirkungen.

Viele Frauen erleiden in dieser Zeit extreme Müdigkeit, das ist mir Gott sei Dank mal erspart geblieben.

Diese Wochen gingen erstaunlich schnell vorbei und somit hatte ich die nächste Etappe überstanden. Ich war so froh und hatte mir nach ein paar Wochen Erholung schon in Gedanken ausgemalt, dass ich bald wieder anfangen könnte in das Berufsleben einzusteigen. Ich wollte einfach mein normales, gewohntes Leben wieder so schnell wie möglich in die Gänge bringen. Es stellte sich aber schon nach kurzer Zeit heraus, dass dies nur eine Wunschvorstellung war.

12.Kapitel

Da ich an einem hormonabhängigen Tumor erkrankt war. Habe ich kurz nach der Bestrahlung, ein Medikament verschrieben bekommen, das sich Tamoxifen nennt. Das ist ein Wirkstoff, der hauptsächlich zur Therapie von Brustkrebs eingesetzt wird. Er wirkt gezielt an den Andockstellen (Rezeptoren)weiblicher Geschlechtshormone (Östrogen und Progesteron) und kann so das Wachstum hormonabhängiger Tumoren hemmen. Dieses Medikament soll ich jetzt zehn Jahre einnehmen. Ich habe eigentlich nichts einzuwenden Tabletten zunehmen, die das Risiko senken wieder an Krebs zu erkranken, aber leider ist das mit Nebenwirkungen verbunden, die mein weiteres Leben sehr beeinträchtigen können. Das bedeutet für mich, dass ich verfrüht in die Wechseljahre katapultiert werde und somit eventuell mit Hitzewallungen, Schlaflosigkeit, Gewichtszunahme oder Stimmungsschwankungen zurechtkommen müsste. Genauso wie Muskel und Gelenkschmerzen, was ich persönlich mit am schlimmsten fände. Große Angst hatte ich vor Depression, das wohl nicht ganz untypisch wäre, wenn man sich in dieser Phase befindet. Ich hatte sehr großen Respekt vor diesem Medikament und habe mir Nächte lang das Hirn zermartert, ob ich es einnehmen solle oder ablehne.

Nach langer Überlegung habe ich mich dann dafür entschieden den Ärzten zu vertrauen. Da ich mir sonst Vorwürfe machen werde, wenn der Krebs zurückkommt und ich nicht alles dafür getan hätte was nötig ist. Die Beschwerden ließen auch nicht lange auf sich warten. Mit den Hitzewallungen bin ich relativ gut zurechtgekommen, aber die Gelenkschmerzen machten mir echt zu schaffen. Besonders ausgeprägt war es in den Handgelenken. An Knien und Füssen spürte ich es meist nur nach dem Aufstehen. Ich bin gelaufen, wie eine Achtzigjährige.

Aber durch ausreichend Bewegung, wurde der Schmerz gelindert. Ich bin weiterhin regelmäßig zum Walken gegangen, was mir körperlich und auch psychisch sehr guttat. Ich hörte nebenbei gute Musik, die mich richtig in Schwung brachte und wollte so mein Körper wieder in Höchstform bringen. Und ganz nebenbei genoss ich die Sonne und die wunderschöne Natur. Die Strecken wurden von Woche zu Woche immer länger und mein Schritt schneller, bis ich wieder bei meinem normalen Tempo angelangt war. Ich muss sagen, dass laufen für mich über die ganze Zeit die beste Medizin war und ich es jedem nur empfehlen kann.

Neben der Fitness für den Körper, lässt sich auch viel Stress abbauen und die Ereignisse, die in dieser Zeit auf einen einprasseln, verarbeiten. Es ist zu einem wichtigen Bestandteil meines Alltags geworden.

Doch trotz all meinen Bemühungen, war ich einfach noch nicht arbeitstauglich. Ich hatte nach zwei, drei Stunden körperlicher Anstrengung keine Kraft mehr und musste mich immer wieder zwischendurch ausruhen. Die ganzen Therapien, wie Chemo und Bestrahlung, steckte noch in den Knochen. Und die Tabletten, setzten nochmal eins drauf. Obwohl ich mich nicht so schnell unterkriegen lasse, hat mich das schon oft deprimiert. Ich fragte mich, wie lang das noch dauern würde, bis ich wieder richtig einsatzfähig bin und mein Arbeitsleben wieder aufnehmen kann. Die Ärzte sagten ich solle Geduld haben, es dauert mindestens ein Jahr sich von einer Chemotherapie zu erholen und da ich auch noch Bestrahlung bekommen hatte, müsste man nochmal ein Jahr draufsetzten. Das machte mich echt stutzig, denn ich kann ja schlecht zwei Jahre krankgeschrieben bleiben. Da aber erst mal in ein paar Wochen eine dreiwöchige Reha geplant war, versuchte ich mich in Geduld zu üben. Um mich bis dahin nicht verrückt zu machen, habe ich mich mit verschiedenen Dingen abgelenkt. Ich habe wieder angefangen zu malen, wozu ich mir schon seit Jahren keine Zeit mehr genommen hatte. Ich zeichnete meistens Acrylbilder auf Keilrahmen, doch hatte Lust auf Neues und versuchte mich mal in Porträt zeichnen. Ich kaufte mir alles an Zubehör, wie Bleistifte, Kohlestifte und diverse Radiergummi und fing an mit Hilfe von YouTube Grundkenntnisse zu erlernen. Stück für Stück lernte ich Porträts zu zeichnen und erfreute mich an jedem Fortschritt. So fand ich meine Motivation und Freude an neuen Dingen zurück.

13.Kapitel

Der Termin für die Reha stand nun fest und ich sollte Anfang August die Reise antreten. Ich setzte all meine Hoffnungen in diese Kur. Und war davon überzeugt das ich dort eine gute Zeit haben werde und mich die Ärzte körperlich wieder in Form bringen und ich erholt zurückkehre.

Ich habe mir eine Rehaklinik in meiner Nähe ausgesucht. Sie war nur zirka 40 km weit weg und so konnten mich auch mal meine Töchter oder Freunde besuchen kommen. Die Klinik hatte einen ausgezeichneten Ruf, wenn es sich um die Erkrankung von Brustkrebs handelte.

Am ersten Tag als ich in die Rehaklinik ein gewiesen wurde und ich nach einem Arztgespräch die Trainingsunterlagen bekam, saß ich nun in meinem Zimmer. Ich wäre am liebsten wieder nach Hause gefahren, weil ich jetzt schon Heimweh hatte und mich einsam und abgeschottet fühlte. Da wir uns immer noch in der Corona Pandemie befanden, gab es natürlich auch in der Reha Klinik bestimmte Vorschriften, die wir beachten mussten.

Es fanden in diesem Zeitraum keine Freizeitangebote statt. Restaurants oder andere Treffpunkte in der Klinik waren außer während den Mahlzeiten geschlossen. Ich fragte mich wie ich das drei Wochen aushalten sollte.

Am ersten Tag sah die Welt aber schon wieder ganz anders aus. Beim Frühstück lernte ich einige Frauen kennen, die mir sehr sympathisch waren.

Kurz danach fingen dann schon die ersten Anwendungen an, die sich über den ganzen Tag verteilten. Intensive Gespräche mit anderen Patienten fanden eigentlich nur beim Essen statt, denn sonst war gar keine Zeit dazu. Jeder hatte von uns einen vollen Terminkalender. Ich habe mich nach den ersten paar Tagen gut eingelebt und fand richtig Spaß daran, mit so viel Sport ausgepowert zu werden. Dazwischen gab es auch ruhigere Anwendungen, wie Meditation oder Atemtherapie. Die Anwendungen taten mir sehr gut.

Leider hatte ich immer wieder mit hohem Blutdruck und zu hohem Puls zu kämpfen.

Ich sollte jeden Tag zu erneuten Kontrolle ins Schwesternzimmer. An einem Morgen war ich sehr beunruhigt, da sich mein Blutdruck und der Puls nicht mehr im normalen Bereich befand. Die Schwester sagte darauf hin:

„Also eigentlich sollte ich bei solchen Werten einen Arzt kontaktieren".

Ich war entsetzt und meinte erschrocken:

„Das ist nicht nötig, mir geht es gut".

Wir sind dann so verblieben, dass ich mich sofort melde, wenn sich mein Befinden verschlechtern würde. Ich war nach dieser Aussage der Schwester noch nervöser und unruhiger als vorher. Die kommenden Tage achtete ich darauf viel zu trinken und hab mir mittags mal ein Schläfchen gegönnt. Der Blutdruck senkte sich mit der Zeit und befand sich wieder im Normalbereich, doch leider war der Puls immer wieder zu hoch und das im Ruhezustand. Ich bin, während ich schlief von meinem Herzschlag, der bis hoch in den Hals zu spüren war, wach geworden. Das war ein beängstigendes Gefühl. Es wurde nicht besser und ich konnte mir das nicht erklären. Ich suchte dann doch vorsichtshalber, meinen zuständigen Arzt auf.

Er beruhigte mich erst mal mit der Aussage:
„Es ist nicht gefährlich, wenn der Puls im Ruhezustand steigt. Machen sie sich erst mal keine Sorgen".
„Na der hat leicht reden, in dem Moment hat man das Gefühl als würde man kurz vor einen Herzinfarkt stehen", dachte ich.
Er erklärte mir, dass es wahrscheinlich noch mit der Chemotherapie und mit den Tabletten, die meinen ganzen Hormonhaushalt durcheinanderbrachten, zu tun haben könnte. Ich solle abwarten und es zu Hause von einem Kardiologen überprüfen lassen und bis dahin viel trinken und ganz wichtig viel Sport und Bewegung. Da genug sportliche Anwendungen auf meinem Plan standen, hatte ich ja keine Probleme diese Ratschläge zu befolgen. Also gab ich die letzten Wochen in der Reha Vollgas. Da ich öfter dazu neige, zu viel auf einmal zu wollen, ist mir mein Ehrgeiz wieder mal zum Verhängnis geworden. Was sich aber erst zu Hause herausstellen sollte.

Die Reha an sich war empfehlenswert, es gab gute Anwendungen und die Trainer und Ärzte waren sehr kompetent. Auch die Infogespräche über die Krankheit und das Leben danach, waren interessant und habe einiges dadurch gelernt. Vor allen Dingen, das man nicht mehr die Gleiche ist, wie vor der Krankheit. Ich meine da nicht nur die seelische Veränderung, sondern überwiegend die Körperliche. Ich war vor der Diagnose, Top Fit. Hatte eine gute Ausdauer, war kräftig und stark und konnte bei aller Arbeit mit anpacken. Natürlich wusste man das eine Chemotherapie oder Bestrahlung körperlich zusetzen würde, aber man geht nicht davon aus, dass es lange Zeit danach noch so extrem zu spüren ist. Da ich in der Reha mein Körper zu schnell und zu intensiv beansprucht habe, ging es mir die ersten paar Wochen da Heim nicht so prickelnd. Ich fühlte mich ausgelaugt, als bräuchte ich erst mal eine Erholungskur. Mein Körper tat weh und war extrem erschöpft. Das nervte mich ungemein. Denn durch meinen übertriebenen Dickschädel, der ja meinte, ich müsste mich so schnell wie möglich auf Höchstform trainieren, ist genau das Gegenteil passiert und hat mich wieder ein ganzes Stück zurückgeworfen. Ich hatte kaum noch Kräfte und meine Ausdauer war auch wieder auf dem Nullpunkt. Da ich in der Reha viel Muskelaufbautraining gemacht habe, waren meine Halswirbel und die Rücken,-Schulterpartie stark verhärtet. Das prägte sich so weit aus, dass ich Schmerzen im linken Arm bekam und meine Fingen öfter taub wurden.

„Echt großartig", dachte ich.

„Es nimmt einfach kein Ende."

„Ein Scheiß nach dem andern".

Meine Physiotherapeutin hat mir dann erst mal verboten an irgendwelche Geräte zugehen und vorübergehend mit dem Muskelaufbautraining aufzuhören. Sie bemühte sich dann über Wochen alle Muskelverhärtungen und Verspannungen zu lösen. Also fing ich in dieser Zeit erst mal wieder kleinere Strecken anzulaufen und versuchte trotz Schmerzen in Bewegung zu bleiben.

Es war gerade Sommer und ich ging oft mit meinen Töchtern oder Freunden an den See schwimmen. Da ich es liebe im Sommer mit meinem SUP Board zu paddeln, war das auch ein optimaler Sport für mich. Mit langsamen Bewegungen konnte ich meine Muskulatur stärken und das Gleichgewicht stabilisieren. Ich liebe diese Tage am See. Einfach die Sonne genießen, entspannen und nebenbei sich etwas sportlich betätigen.

„Natürlich alles ganz geschmeidig und in Maßen". Bei dem Satz muss ich selbst über mich lachen. Das ich den mal so aussprechen werde, hätte ich auch nicht gedacht. Aber man lernt ja gewöhnlich dazu.

Nach ein paar Wochen Physiotherapie trat endlich Besserung ein. Die Schmerzen in der Schulter und im Armbereich gehörten der Vergangenheit an und das Taubheitsgefühl in der Hand besserte sich auch. Ich wurde dann auch wieder an die Geräte eingewiesen und fing langsam wieder mit Muskelaufbautraining an. Auch bei meinen Walking Touren machte ich riesige Fortschritte. Mein Tempo wurde immer schneller und die Strecken immer länger. An einigen Tagen hatte ich so viel Elan, dass ich fast zwei Stunden unterwegs war. Ich hörte, währenddessen meine Playlist rauf und runter und fühlte mich einfach motiviert und hatte super Laune. Ich entwickelte mich zu einem totalem Energiebündel, was mir manchmal schon Angst machte. Es gab Tage an dem ich zu Hause die Musik aufdrehte und anfing durch die Wohnung zu tanzen, so aufgekratzt war ich manchmal. Ich fühlte mich trotz ein paar körperlichen Einschränkungen endlich wieder glücklich und zufrieden und das strahlte ich auch aus. Mir wurde immer wieder bewusst, was ich hinter mich gebracht hatte und dass ich es geschafft habe diesen hinterlistigen Krebs zu besiegen. Und das machte mich stolz.

14.Kapitel

Zwischendurch hatte ich meine ersten Vorsorgeuntersuchungen im Krankenhaus. Die ersten zwei Jahre hat man jede drei Monate solch ein Vorsorgetermin. Die darauffolgenden Jahre, jedes halbe Jahr und nach ein paar Jahren nur noch einmal jährlich. Es wird einfach die nächsten Lebensjahre zu meinem Leben dazu gehören, aber werde mich sicher daran gewöhnen. Trotzdem ist der Tag, wie wahrscheinlich viele Krebspatienten bestätigen können, sehr nervenaufreibend.
Man geht nicht davon aus, dass sich gleich neue Krebsgeschwüre entwickelt haben könnten. Aber man weiß trotzdem aus Erfahrung, dass sich an solchen Tagen, von einer Sekunde auf die andere, das ganze Leben verändern kann. Und genau dieses Gefühl ist immer wieder aufs Neue beängstigend. Bei mir persönlich, steigt mein Puls, sobald ich die Stimme meines Arztes höre. In diesem Moment kommen die ganzen Erinnerungen zurück. Es spielt sich sofort wieder der Tag der Diagnose in meinem Kopf ab.

Ich höre ihn immer noch die Sätze sagen:
„Ich habe schlechte Nachrichten".
„Es ist Brustkrebs".
Ich glaub diesen Satz werde ich mein ganzes, restliches Leben nicht vergessen.
Ich werde sicher bei jeder noch kommenden Vorsorgeuntersuchung daran zurückdenken müssen und immer wieder hoffen und bangen, dass alles gut geht. Aber die Ersten sind schon mal mit erfolgreichem Ergebnis ausgegangen. Und ich bin guten Mutes, dass es weiterhin so ablaufen wird.

Ein paar Monate nach dem ich die Tabletten (Tamoxifen)eingenommen hatte, bekam ich zum Öfteren Unterleibschmerzen. Da sich seit der Chemotherapie meine Periode verabschiedet hatte, wusste ich also, dass die Schmerzen nicht davon, kommen konnten. Also ließ ich das bei meiner Frauenärztin untersuchen. Es stellte sich heraus, dass sich durch das Tamoxifen, was ich zehn Jahre einnehmen muss, zu viel Schleimhaut um die Gebärmutter angesammelt hat. Das ist wohl eine übliche Nebenwirkung der Tabletten.
Das bedeutete, dass man eine Ausschabung

vornehmen musste. Ich weiß noch, wie genervt ich an diesem Tag war.
Ich hatte einfach auf Deutsch gesagt:
„Die Schnauze voll".
Wieder ins Krankenhaus und wieder eine OP. Auch wenn dieser Eingriff nicht schlimm ist, hatte ich einfach kein Bock mehr darauf. Und der Hammer war noch dazu, dass es während der nächsten Jahre öfter vorkommen könnte.
„Ganz großartig", dachte ich.
„Aber reg dich nicht lang darüber auf", versuchte ich mich gleich wieder runterzuholen, es lässt sich eh nicht ändern. Die OP verlief gut und ich hatte auch danach kaum Schmerzen. Da sich durch die Einnahme von Tamoxifen auch Gebärmutterschleimhautkrebs entwickeln kann, haben sie natürlich eine Probe ins Labor geschickt. Ich bekam das Ergebnis dann zwei Wochen später mitgeteilt. Es war alles in Ordnung. Hatte mir aber auch eigentlich keine ernsthaften Sorgen gemacht. Doch wenn ich länger darüber nachdenke, was dieses Medikament anrichten kann, frag ich mich manchmal, ob ich mich richtig entschieden habe es für die nächsten zehn Jahre einzunehmen. Es hört sich für mich einfach Stückweise so widersprüchlich an.

Das Medikament drückt meinen Hormonhaushalt auf den Nullpunkt, damit das Risiko für erneuten hormonellen Brustkrebs gesenkt wird. Doch gleichzeitig kann es an anderen Stellen im Körper, wie zum Beispiel an der Gebärmutterschleimhaut, Krebs erzeugen. Ich darf da nicht zu lang darüber nachdenken. Sonst zweifle ich an meiner Entscheidung, die natürlich mit den Ärzten zusammen abgesprochen worden war. Ich vertraute meinen Ärzten, die mich über die ganze Zeit der Krankheit begleitet haben, aber wenn man ehrlich zugibt, weiß man öfter nicht welche die richtigen Entscheidungen sind. Nimmt man das Medikament nicht und man erkrankt erneut an Brustkrebs, würde ich mir persönlich Vorwürfe machen, dass ich es abgelehnt habe. Erkranke ich aber eines Tages an Gebärmutterschleimhautkrebs, bereue ich vielleicht das ich es so lang eingenommen habe. Es ist echt verwirrend und beängstigend, deshalb muss jeder für sich abwägen, was für ihn persönlich schlimmer wäre. Ansonsten kommt man nie zu einer Lösung, mit der man in Ruhe weiterleben kann. Eine Hundertprozentige Sicherheit, dass nie wieder etwas entstehen wird, gibt es leider für keine

Krebserkrankung. Man muss damit klarkommen und akzeptieren, dass es für immer ein Bestandteil des eigenen Lebens sein wird. Und versuchen weiterhin hoffnungsvoll und optimistisch alle Entscheidungen anzugehen.

„Und wenn man es doch schon bis hierhergeschafft hat, kann doch alles andere nur noch ein Klacks sein", sagte ich mir immer wieder, mit größter Überzeugung.

15.Kapitel

Ich hatte mich soweit wieder gut von dem Eingriff erholt. Das Problem was ich zu dieser Zeit hatte, war ein ganz anderes. Ich konnte nicht mehr richtig schlafen und war extrem nachtaktiv. Ich erfuhr von meiner Frauenärztin, dass dies auch von den Tamoxifen kommen kann. Da ich dadurch frühzeitig in die Wechseljahre befördert werde und der Hormonhaushalt durcheinandergerät, wären Schlafstörungen nicht ungewöhnlich. Durch die Hitzeschübe, begann auch wieder öfter der Puls nach oben zu schießen und deswegen bin ich nachts schwer zur Ruhe gekommen. Nach nervigen Nächten, in den ich mich hin und her wälzte, beschloss ich einfach so lang wach zu bleiben, bis ich vor Müdigkeit eingeschlafen würde. Ich habe meistens die Zeit dazu genutzt, um Gedichte zu schreiben. Während der Krankheitsphase, fand ich zu einer früheren Leidenschaft zurück. Ich habe als Teenager gern gereimt und meine Erfahrungen oder Probleme in Gedichten ausgedrückt.
Im Erwachsenenalter ist dies durch das normale Alltagsleben auf der Strecke geblieben

und bei mir selbst total in Vergessenheit geraten. Durch die Krankheit und die viele Freizeit, die sich dadurch ergab, entwickelte sich bei mir wieder das Interesse und die Begeisterung zum dichten. Und seltsamer Weise, habe ich abends oder nachts die besten Einfälle. Aber ich glaube, diese Erfahrungen teilen viele Autoren oder Dichter mit mir.

Somit konnte ich die schlaflosen Nächte füllen.

„Irgendwann werde ich schon wieder normal schlafen können", dachte sorglos.

Und morgens ergab sich ja für mich die Möglichkeit auszuschlafen, da ich ja noch nicht berufstätig war. Wenn ich ehrlich bin, genoss ich die letzten Monate der Erholungsphase sehr. Es gab keinerlei Stress in irgendeiner Hinsicht und machte mir auch kein Druck mehr, dass ich so schnell wie möglich wieder arbeiten gehen müsste. Ich brauchte einfach diese Zeit nach der Krankheit und den dazu gehörigen Therapien, um physisch und seelisch wieder auf die Beine zu kommen. Mir wurde es auch nicht langweilig, ich hatte immer irgendetwas zu tun. Neben alltäglichen Haushaltstätigkeiten ging ich regelmäßig laufen und kümmerte mich vollkommen meiner Schreiberei. Denn wie ihr ja in diesem Moment lesen könnt, habe ich nicht nur gedichtet, sondern auch dieses Buch geschrieben. Das füllte mich momentan aus, da es natürlich für mich eine ganz neue Erfahrung war und ich dadurch einiges dazu lernte. Und ganz wichtig, mir einen Riesenspaß machte und das Schreiben, schon wie zu einer Sucht wurde.

Und so verging die Erholungszeit wie im Flug und ich kam mir nicht unnütz vor.

16.Kapitel

Ich bin jetzt seit fast achtzehn Monaten im Krankenstand, was ich kaum glauben konnte. Doch mein Einstieg zurück ins Berufsleben, war nicht mehr in weiter Ferne. Es sind genau noch zwei Wochen und dann kann ich wieder durchstarten. Ich freue mich riesig darauf, ein normales Alltagsleben zu führen und trotzdem macht es mir noch etwas Angst das verlangte Arbeitspensum noch nicht zu schaffen. Aber ich lass es auf mich zu kommen und bin guter Dinge. Ich weiß noch am Anfang der Krankheit, wie ich mir nicht vorstellen mochte, solang berufsunfähig zu sein und nur sinnlos zu Hause herumzusitzen. Und nun ist so eine lange Zeit ins Land gezogen. Klar war es ein schweres Jahr gewesen und trotzdem ging es so schnell vorbei.
Gott sei Dank!

In diesen letzten Monaten ist natürlich sehr viel mit mir passiert. Nicht nur die körperlichen Schäden oder Narben, sondern auch seelisch. Meine persönliche Denkweise, hat sich in eine andere Richtung entwickelt.

Auf den Körper bezogen, hat sich durch die OP mein Aussehen als Frau verändert. Die Brustabnahme war ein großer Eingriff und nicht jede Frau kommt so leicht damit zurecht. Es beeinträchtigt sehr die persönliche, körperliche Wertschätzung. Was natürlich auch für die Sexualität eine Rolle spielt. Sicher definiere ich mich nicht über meine Brüste und das sollten auch andere Frauen in der gleichen Situation, nicht tun. Denn wie ich schon mal erwähnt habe, strahlen wir unsere Schönheit mit unseren Gesichtern und unserer Lebensfreude aus. Doch sobald die Kleider fallen, fühlen wir uns nach einer Brustamputation nicht mehr genug sexy oder erotisch anziehend. Oder man verspürt Hemmungen sich vor einem Mann komplett zu entblößen. Sicher gibt es viele Männer, denen das egal ist oder es nicht für wichtig empfinden, da sie ihre Frau so lieben wie sie ist. Doch trotzdem macht es viel mit einer Frau, die sich selbst nicht mehr mit voller Weiblichkeit attraktiv findet. Und das kann sich auch auf das Sexualleben auswirken. Ich denke es ist auch für die Single Frau schwieriger als für liierte. Genauso spielt sicher das Alter auch eine große Rolle. Ich bin momentan 43Jahre alt und fühl mich noch zu jung, um es einfach so hinzunehmen. Deshalb habe ich mich auch für einen Brustaufbau entschieden, den ich im Laufe des Jahres noch vornehmen werde. Die OP wird zwar nochmal eine Tortur, da es mindestens aus zwei Operationen besteht, aber ich habe mich dafür entschieden und werde das auch noch überstehen. Ein Brustaufbau kann in zwei verschiedenen Varianten durchgeführt werden. Man hat die Möglichkeit sie ein Implantat einsetzten zulassen, oder durch eine Transplantation von Eigenfett, das von Bauch oder Rückenpartien entnommen wird. Ich habe mich für die erste Variante entschieden. Der Aufbau mit einem Brustimplantat wird zwar auch in zwei Operationen durchgeführt, da erst mit einem sogenannten Expander, der eingesetzt wird, die noch vorhandene Haut gestraft werden muss. Und erst nach der gewünschten Dehnung, wird bei der zweiten OP, das Implantat in der Brust platziert. Ich bevorzuge persönlich diese Art von Wiederaufbau, da bei einer Eigenfetttransplantation noch mehr Wunden und Narben am Körper entstehen. Ich hoffe das ich diesen Eingriff gut überstehen werde und mir das Implantat in der Zukunft keine Probleme bereiten wird, schließlich ist es ja ein Fremdkörper, mit dem mein Körper zurechtkommen muss. Aber diese Erfahrung werde ich nicht mit euch teilen können, da ich bis dahin dieses Buch hoffentlich schon veröffentlicht habe. Aber da ich ja ein positiv denkender Mensch bin, wie ihr sicher schon erlesen konntet, bin ich guter Dinge und glaube an ein schönes Ergebnis.

17.Kapitel

So wie ich jetzt mit diesem Buch zum Abschluss komme, schließe ich auch mit dieser langen Zeit der Krankheit ab. Ich möchte euch zum Ende noch meine Gedanken und Gefühle mitteilen und was ich durch diese Erfahrung gelernt habe.

Solch eine Diagnose ist wie ein Schlag ins Gesicht. Von einem Tag auf den anderen, zerbricht dein ganzes Leben in Stücke. Es ist nichts mehr, wie es vorher war. Auch wenn ich damit ziemlich taff umgegangen bin, erlitt ich an einigen Tagen Todesängste. Das möchte ich nicht leugnen. Es gab Momente in den ich nicht daran glaubte, dass ich das Glück habe und den Krebs besiegen werde. Ich denke, das für jeden von uns das Leben in eine Richtung vorbestimmt ist. Warum einige Menschen mit mehr Schicksalsschlägen überschüttet werden, wie andere, kann ich euch nicht sagen. Da ich aber eine von denen bin, die es von klein auf nie einfach hatte, glaubte ich oftmals, dass es nun auch mein Schicksal ist, nicht als alte Frau zu sterben.

In so einer Situation, wo man sich am Anfang nie sicher sein kann wie sie ausgeht und man sich vorstellt, dass keine Zeit mehr ist, Träume zu verwirklichen oder Dinge zu erleben, die man Jahre lang nur vor sich hergeschoben hat. Und dieses Gefühl der Ohnmacht und die Erkenntnis nicht genug für sich selbst im Leben getan zu haben, macht einem noch mehr Angst vor dem Sterben. Deshalb glaube ich das genau dieser Schock, am Ende seines noch unerfüllten Lebens zustehen, diese Menschen dazu führt, nach einer schweren Krankheit, viele Dinge zu verändern. Man betrachtet auf einmal alles mit anderen Augen. Was wirklich wichtig ist und über wie viele Banalitäten wir uns im Leben aufregen, die es gar nicht wert sind. Deshalb lautet mein berühmter Satz, den auch schon oft meine Kinder zu Ohren bekommen haben:

„Alle Probleme und Schwierigkeiten im Leben lassen sich lösen, Hauptsache man ist gesund!"

Auch kein Job ist es wert, sich das ganze Leben tot zu schuften, es wird euch niemand danken und jeder ist im Beruf ersetzbar. Selbst das Geld macht nicht glücklich, wenn ihr eines Tages durch den ganzen Arbeitsstress oder aus anderen Gründen krank werdet und keine Gelegenheit mehr dazu habt es auszugeben. Man lernt anders mit seinem Körper und auch der Psyche umzugehen, denn die Erfahrung zeigte, dass die Gesundheit das aller Wichtigste ist. In den Medien oder vielleicht auch im eigenen Umfeld, wird oft von Menschen berichtet, die eine schwere Erkrankung überstanden und dem Tod schon ins Auge geblickt haben und sich danach neu erfinden oder neue Leidenschaften und Talente an sich entdecken. Einige schlagen auch eine neue Berufsrichtung ein. Sie überdenken ihr komplettes Leben und fragen sich, was sie eigentlich wirklich für Träume haben, was sie erreichen wollen und Wer oder Was sie sein möchten. Ich hätte nicht gedacht, dass in irgendeiner Hinsicht das Gleiche mit mir passieren würde. Denn ich wusste auch schon vor meiner Krebserkrankung, das Leben zu schätzen und war im Großen und Ganzen mit mir und meiner Lebenseinstellung zufrieden und im Reinen. Doch es hat sich trotzdem sehr viel in mir verändert. Nicht nur das ich dadurch eine in vergessen geratene Leidenschaft wie das

Dichten wieder entdeckt habe. Sondern das ich allgemein Spaß am Schreiben fand und sogar den Mut dazu aufbringe, dieses Buch oder Gedichte zu veröffentlichen. Ich weiß genau was ich noch erleben oder welche Träume ich mir erfüllen möchte und nicht wieder alles mit dem berühmten Satz:

„Irgendwann tu ich Dies oder Das",

vor mir herschiebe. Denn ich habe zu spüren bekommen, wie schnell dieses *Irgendwann* vorbei sein kann. Natürlich lässt sich nicht alles sofort umsetzten was man möchte oder sich erträumt, aber jeder ist fähig den richtigen Weg mit all seinen persönlichen Vorstellungen eines erfüllten Lebens einzuschlagen. Man muss sich nur trauen und einfach loslegen. Und das fängt schon dabei an, mal sein Leben zu überdenken. Und sich die Frage stellen,

„Was ist mir eigentlich wichtig"?

„Was macht mich wirklich glücklich"?

Wartet nicht auf irgendeinen richtigen Zeitpunkt, denn der ist genau in diesem Moment. Es zählt nur das Hier und Jetzt, alles andere hat keinen Sinn und niemand von uns in der Hand. Es kann morgen schon alles vorbei sein und dann ist es für viele Dinge zu spät. Ich genieße jeden gesunden Tag und versuche auch an stressigen oder schwierigen Tagen, ein Lächeln auf zusetzten. Da ich weiß, dass es schlimmer wäre zu sterben oder in Krankheit zu leben.

Ich werde die Dinge tun, die mir Spaß machen und Entscheidungen treffen, mit den ich zufrieden und glücklich bin.

Meine letzten Worte richte ich nochmals an Euch, wenn es um das Thema Vorsorge geht. Auch wenn ich selbst eine sehr motivierte und positiv eingestellte Frau bin, weiß ich das man nicht alles mit positivem Denken im Leben lenken kann. Eine Krebsdiagnose kommt einfach, wenn sie will. Da kann man sich noch so oft einreden:

„Ich bin gesund"!

„Das trifft mich nicht"!

Leider Nein, so einfach ist das nicht.

Aber bei einer Erkrankung besteht die Hoffnung wieder gesund zu werden, wenn man sie frühzeitig entdeckt. Habt keine Angst, auch wenn ihr solch eine Diagnose bekommen solltet, heutzutage können so viele Krebserkrankungen geheilt werden. Deshalb ist es so wichtig regelmäßig zu Vorsorge zu gehen.

Egal ob Mann oder Frau. Spielt nicht leichtsinnig mit eurem Leben, ihr könntet dabei verlieren.
Traut Euch!
Denn so wie dieses Zitat schon aussagt:

„Angst beginnt im Kopf, Mut auch!

Wie ich mein restliches Leben verbringe?
Ich werde sicher mal WEINEN, aber
trotzdem jeden Tag LACHEN.
Ich werde TANZEN und jeden Ort zu
meiner Tanzfläche machen.
Ich werde RUHEN sollte ich müde sein,und
wenn ich Bock drauf hab, werde ich
AUSFLIPPEN und meine LEBENSFREUDE
heraus SCHREIEN.
Ich werde UMARMEN, KÜSSEN und
LIEBEN
und keine TRÄUME mehr vor mir her
schieben.
Ich werde alte Kapitel schließen und mein
neues LEBEN GENIEßEN.
Ich lasse mich weiterhin von meiner
LEIDENSCHAFT treiben und werde meine
Gedanken in GEDICHTE und Bücher
SCHREIBEN.
Das werde ich tun,egal wie,wo oder wann.
Und warum? Weil ich LEBE und es KANN!

Nachwort

Ich habe versucht mit einfachen Worten, in diesem Buch meinen persönlichen Werdegang einer Brustkrebserkrankung zu beschreiben. Und hoffe das ich einigen Betroffenen das Gefühl gegeben habe, nicht allein damit zu sein. Und die Botschaft vermitteln konnte, dass man diese Therapien gut durchstehen kann, auch wenn man öfter an den Punkt kommen wird, wo man aufgeben möchte. Es ist ein langer, harter Weg und man muss sich selbst sehr in Geduld üben. Aber wenn man sich immer wieder vor Augen hält, welches Ergebnis dabei herauskommen kann, wird man es durchhalten und schaffen. Ganz wichtig dabei:

„Vergesst euer Lachen nicht"!

Ich möchte trotzdem nochmal betonen, dass es viele verschiedene Brustkrebsarten gibt und der Verlauf der Erkrankung und einer Therapie bei jedem Patienten anders verlaufen kann. Jeder hat ein anderes Schmerzempfinden oder erleidet noch andere Nebenwirkungen wie zum Beispiel das

Fatigue-Syndrom auch Erschöpfungssyndrom genannt. Zu dem ich nicht viel berichten konnte, da ich es in dieser starken Form Gott sei Dank nicht erlebt habe. Ich bin zwar auch nach fast zwei Jahren nach der Chemo und der Einnahme der Tabletten, schneller erschöpft wie vor der Krankheit und habe auch immer wieder mit Gelenk und Knochenschmerzen zu kämpfen, aber weiß aus Gesprächen mit anderen Brustkrebspatienten, dass es bei einigen schlimmer ausgeprägt war als bei mir.
Was auch ermutigen soll. Denn das zeigt, dass es nicht jeder erkrankten Frau gleich geht. Und nicht alle Nebenwirkungen, von denen man hört oder liest, sollte man gleich auf sich selbst beziehen.
Geht euren eigenen Weg und hört auf euer Bauchgefühl, somit lernt ihr am besten mit dieser Krankheit umzugehen.
Vertraut den Ärzten und am wichtigsten Euch selbst, so werdet ihr die richtigen Entscheidungen für euch treffen.

„Ich wünsche jedem ganz viel Kraft und Durchhaltevermögen, der sich momentan in dieser schweren Zeit befindet."!